抜け毛&薄毛を改善

増える髪トレ

薄毛ラボ 代表取締役
小川晋二郎

游藝舎
YUGEISHA

薄毛に悩む人生なんてもったいない！

女性の薄毛に4か月でコミット、
ナチュラル育毛サロン 創始者の小川晋二郎《おがわしんじろう》です。

薬の内服ナシ、注射もナシで身体に負担なく、
勝手に髪の毛が増える方法があることをご存じでしょうか。

脱・薄毛治療

「いますぐ、薄毛治療に通うのをやめてください！」
投薬、鍼《はり》治療、力まかせの頭皮マッサージ、
ブラッシング、半身浴などなど、
これらの薄毛改善にいいと言われていることを、
すべてやめてほしいのです。

薄毛の原因と解決策を知れば、
薬による薄毛治療のリスクなく改善できます！

「更年期で女性ホルモンが少なくなったから仕方がない」

「母も薄毛で遺伝だから、私の薄毛も治らない」

「毎日忙しく、ケアしている暇がない」

私のサロンに初めて来てくださった方から、こんな声が聞こえてきますが、このようなことはご心配しなくても大丈夫です。

1日数分のケアで、お金もかけずに、薄毛ケアができる方法があります！

小川晋二郎が提唱する**『ナチュラル育毛メソッド』のポイントは次の3つです。**

- **身体の歪みを整える**
- **食事を改善する**
- **頭皮の毛穴詰まりを解消する**

これまで1100事例以上（2025年1月現在）の結果を出してきた私が、あなたの薄毛悩みを解決します！

「鏡を見たくない」

「人付き合いが苦手になった」

「旅行に行っても温泉に入れない」

このようなお悩みを聞くと、とにかく早く、そして簡単に、健やかな髪が保てるようみなさんを導きたいのです。

高額な薄毛治療、鍼灸《しんきゅう》院やマッサージ、育毛剤、育毛シャンプー、電動ヘッドスパブラシ、ウィッグ、薄毛隠しパウダーなど、いろいろ試してこられたと思いますが、まずは**これらを全部手放してください。**

薄毛の悩みに年齢は関係なし。こんな方におすすめします！

この本で紹介する薄毛ケアの方法は、**年齢にかかわらず、どなたでも**挑戦できます。

薬を使わず、身体に負担をかけません。

実は、薄毛のためにやっていることは、身体全体の健康と美容につながります。むくみが改善されて全身がスッキリし、ダイエットをしたわけじゃないのに洋服がサイズダウンしたと言う方もいます。

更年期に差し掛かっている方でも、10代で悩んでいる方でも、同じ方法でしっかり結果を出せるのが、『ナチュラル育毛メソッド』です。

いますぐチェック！
こんなあなたは薄毛に要注意！

□毎日頭皮マッサージをしている
□バッグをいつも同じ方の手や肩で持っている
□常に手足が冷えている
□ぐっすり眠れない
□マッサージ通いがやめられない
□歩いているといつのまにかスカートが回ってしまう
□入浴はシャワーだけ、または半身浴をしている
□シャンプーのときに30本以上髪が抜ける

ひとつでも☑チェックがついたら、『ナチュラル育毛』をはじめましょう！

何歳からはじめても薬なしで4か月以内に効果を実感！

「髪が増えた！」「髪質が変わった！」と、たくさんの感謝の声をいただいています。『ナチュラル育毛メソッド』で、お客様が変化していく様子をご紹介します。

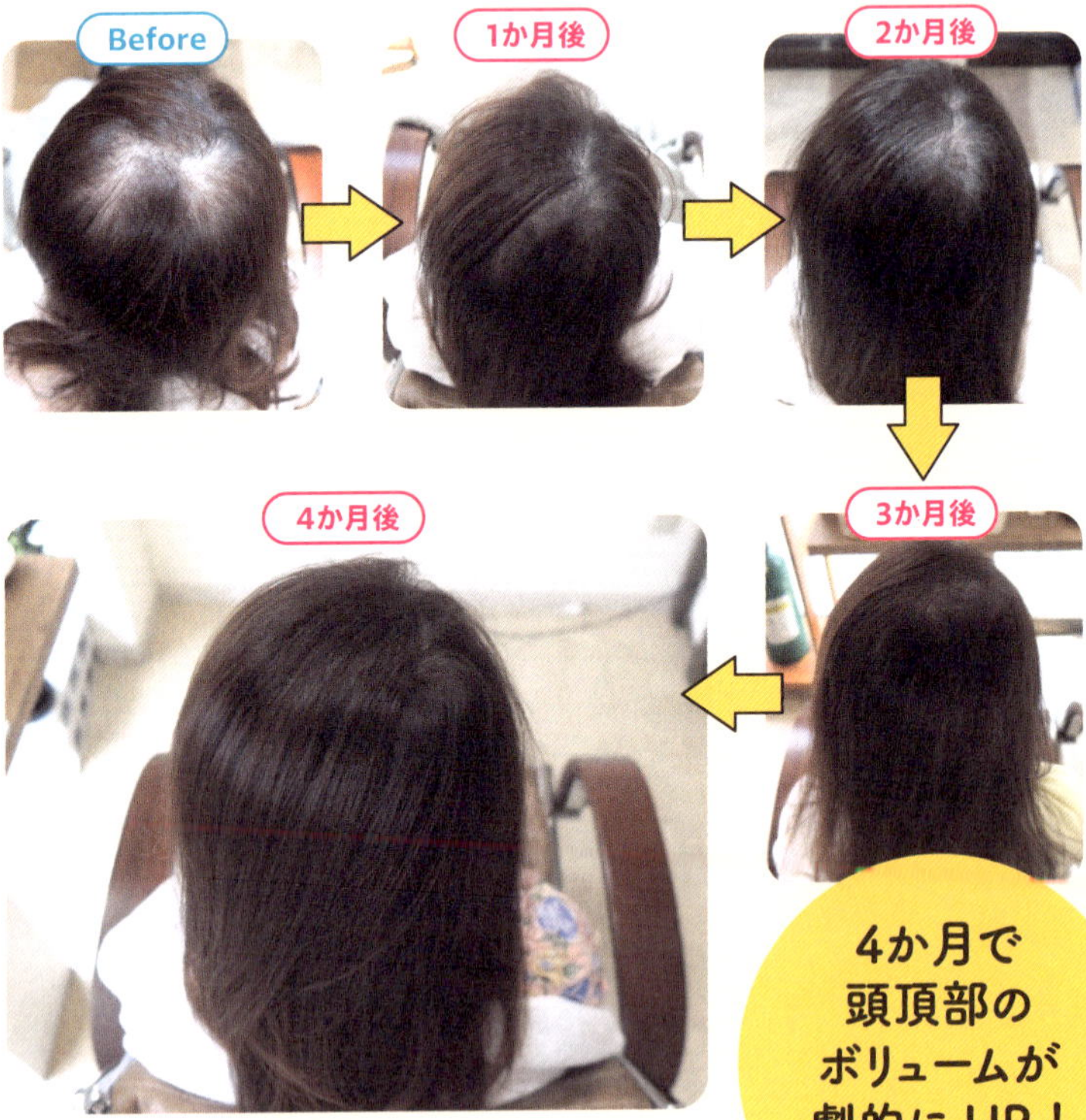

4か月で頭頂部のボリュームが劇的にUP！

20代・女性

AGAクリニックの医師である彼女は、薄毛に悩んで私のサロンにいらっしゃいました。4か月後には地肌が見えなくなるまで髪が増えました。

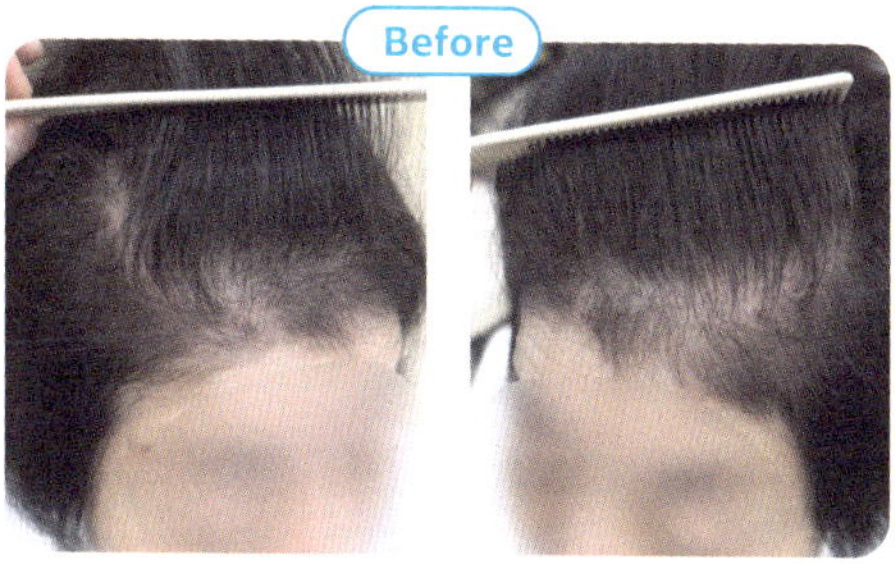

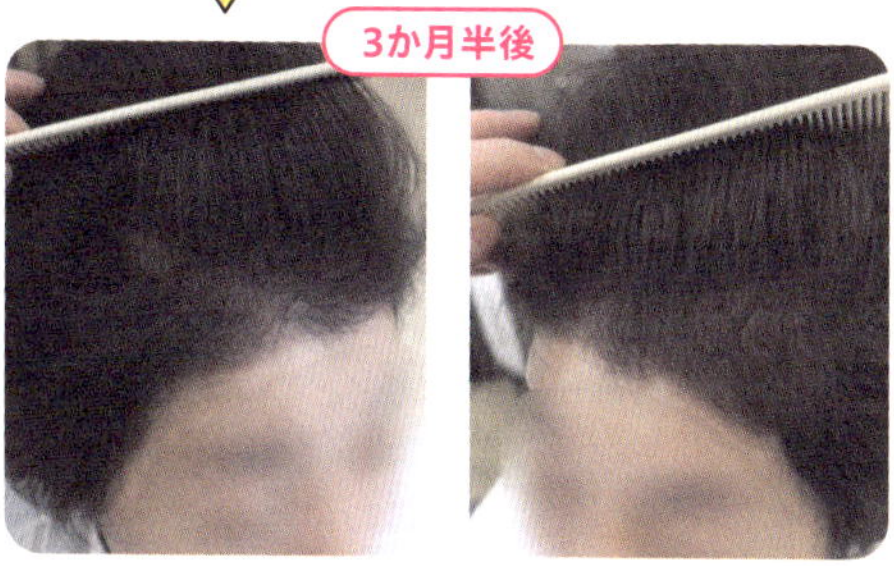

**3か月半で
前髪に
しっかりとした
毛が増えた！**

70代・女性

生え際がどんどん後退してしまい、髪が伸びにくい状態でしたが、3か月半後には、生え際にしっかりとした髪が生えてきました。

**4か月で
“M 字” 部分の
薄毛が改善！**

40代・女性

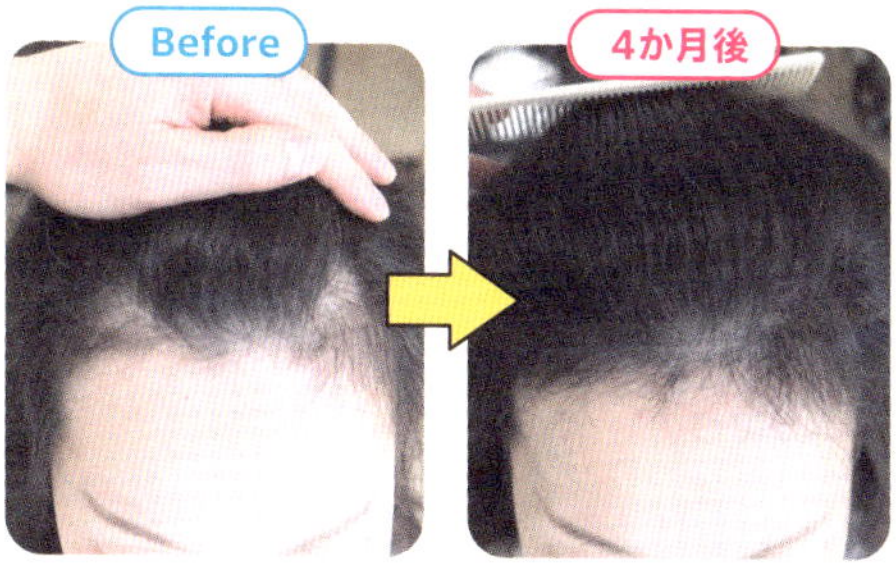

おでこの“M字”部分が薄くなっているのが目立ちますが、髪全体が細くなっていて、髪が伸びにくくなっていました。ところが、サロンにきた4か月後には、髪全体で改善が見られています。

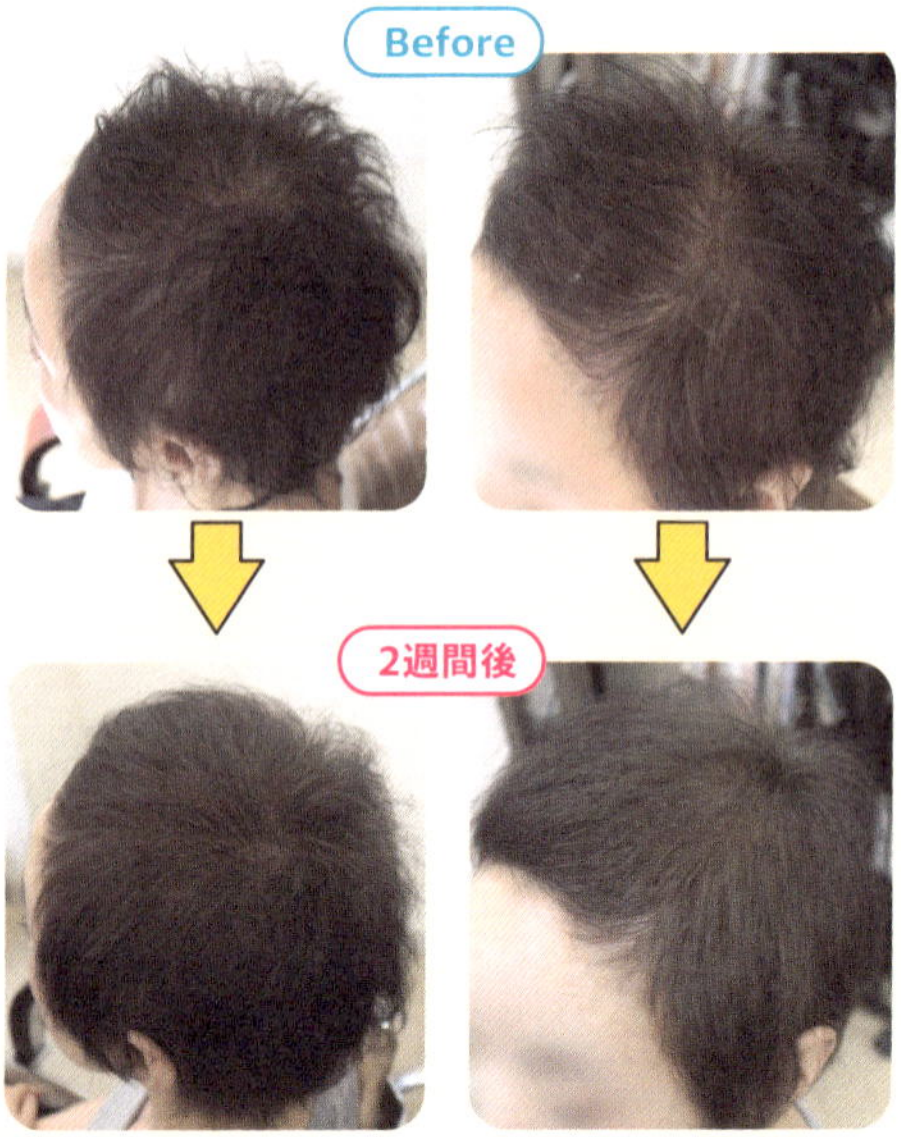

2週間で闘病前のハリコシが戻ってきた！

50代・女性

抗がん剤による治療の過程で髪が抜けてしまい、数年経ってもなかなか元のように生えてきませんでしたが、髪の量も質も向上しました。

4か月で20年以上の薄毛の悩みが改善！

70代・女性

20年以上薄毛に悩み、治療に1000万円以上かけていましたが4か月後に悩みを解消。旦那様も「今回は本当に生えてる」と喜ばれたそうです。

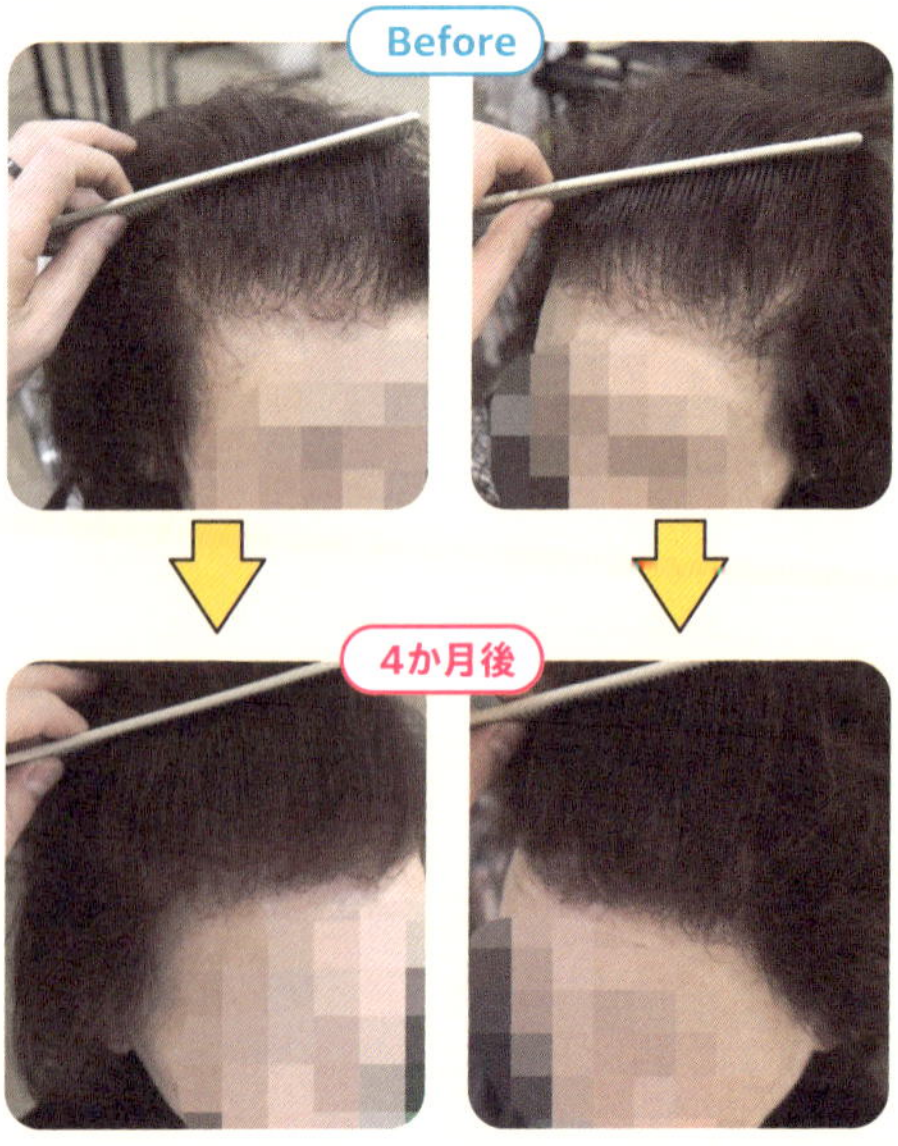

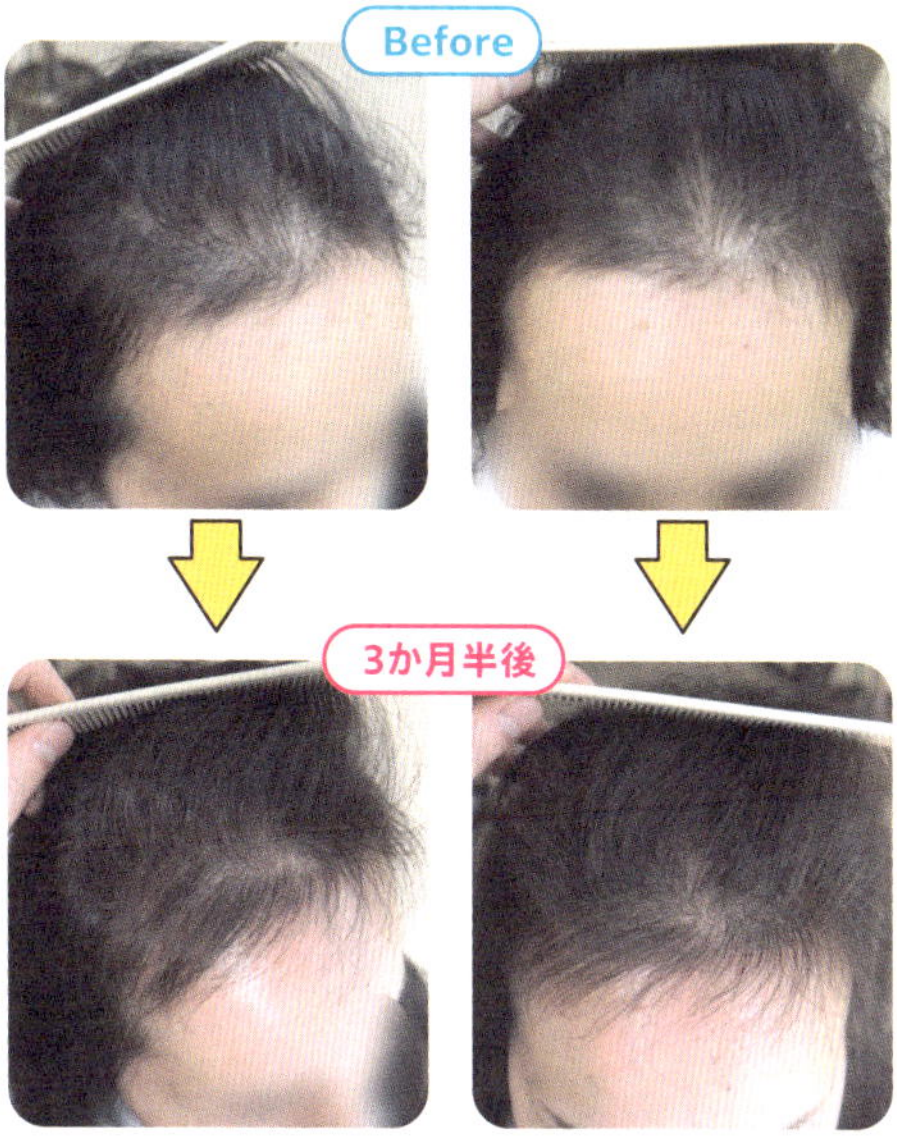

3か月半で前髪に力強さが戻った！

40代・女性

産後から薄毛に悩み、試行錯誤されていました。湯シャンから、うちのケア商品を使いはじめたところ、髪の量も質も改善されました。

2か月で生え際のコンプレックスを解消！

40代・女性

生え際が薄いことを気にされていましたが、2か月で自信を取り戻されました。パサパサしていた髪質もハリツヤが復活しています。

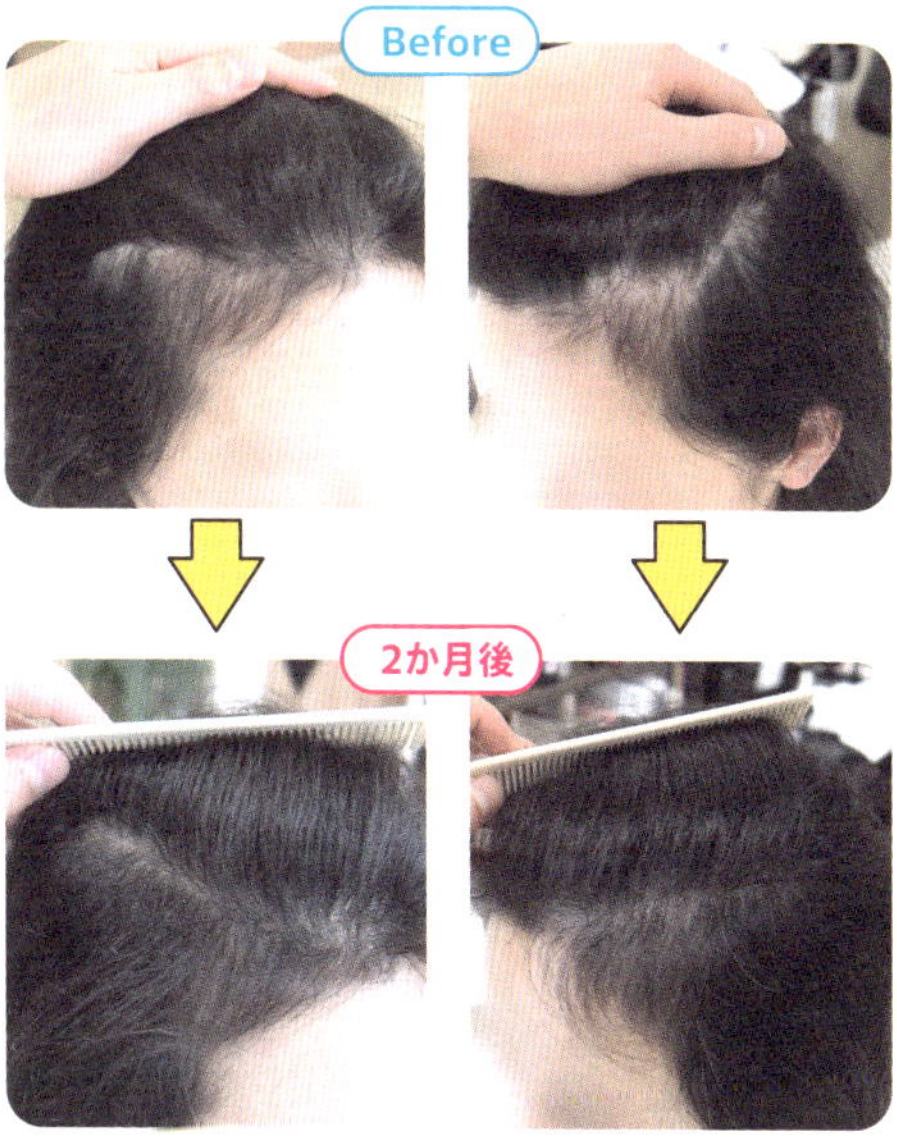

たお客様の声

不安な表情で藁にも縋る思いでサロンの扉を開けてくれたみなさんが、どんどん明るい表情に変わっています。私自身もとてもうれしく、このメソッドが持つ力を確信しました。

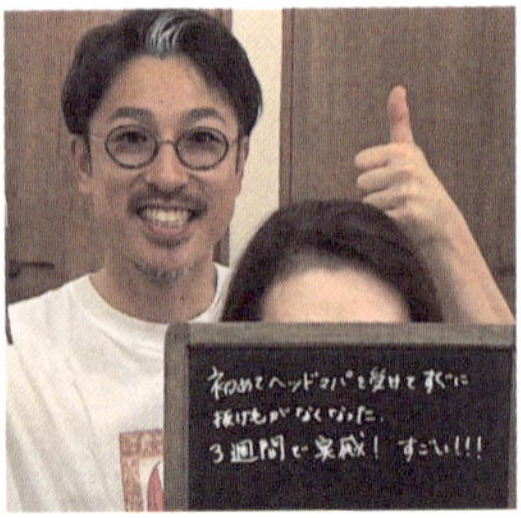
初めてヘッドスパを受けてすぐに
抜け毛がなくなった。
3週間で実感！ すごい!!!

女性・50代

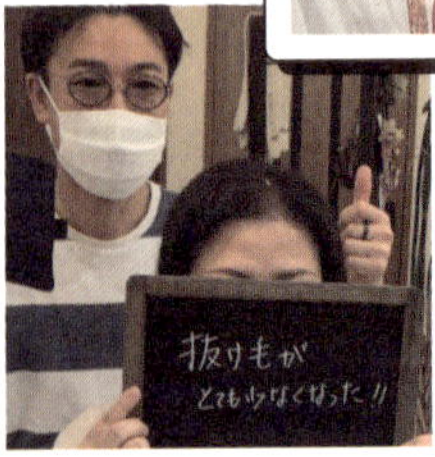
抜け毛が
とても少なくなった!!

女性・50代

土曜日はありがとうございました。
新しいシャンプー、めちゃくちゃよいです👍👍👍小川さんの言う通り、髪が軽くてしょうがない、ワーイ🙌
こんないいシャンプーをこのお値段で買えるのは、お得でしかないです。
本当にありがとうございます✨

女性・40代

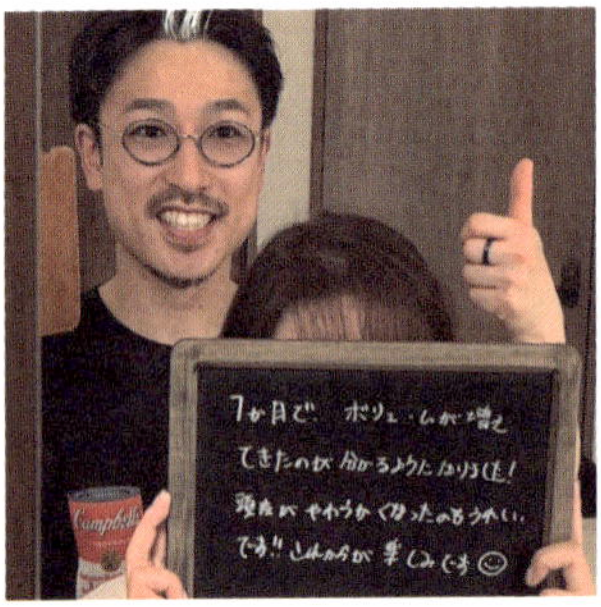
7か月で ボリュームが増え
てきたのが分かるようになりました！
頭皮がやわらかくなったのもうれしい
です!! これからが楽しみです☺

女性・30代

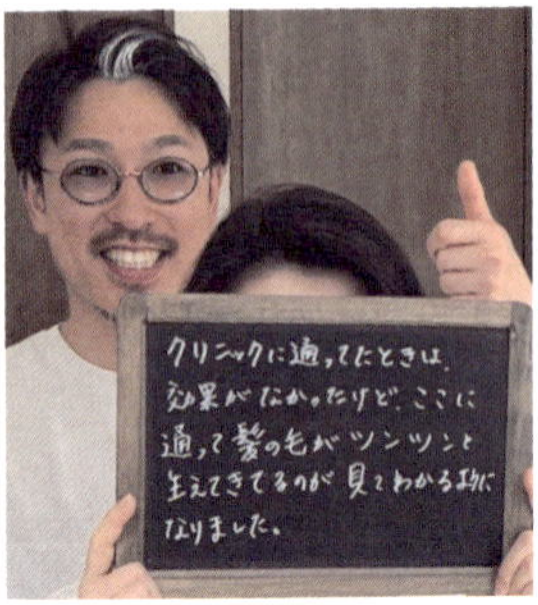

女性・50代

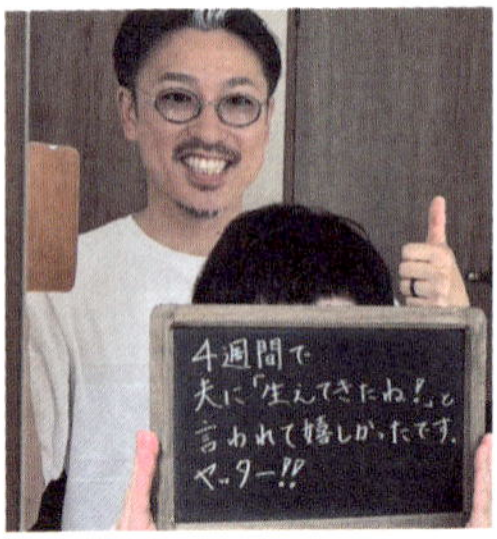
4週間で
夫に「生えてきたね!」と
言われて嬉しかったです。
ヤッター!!

女性・40代

「試してよかった！」結果を出し

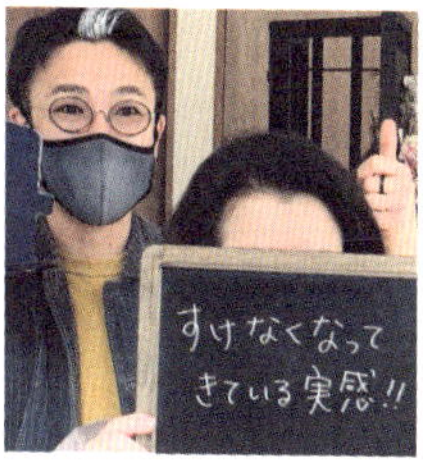
すけなくなって
きている実感!!

女性・50代

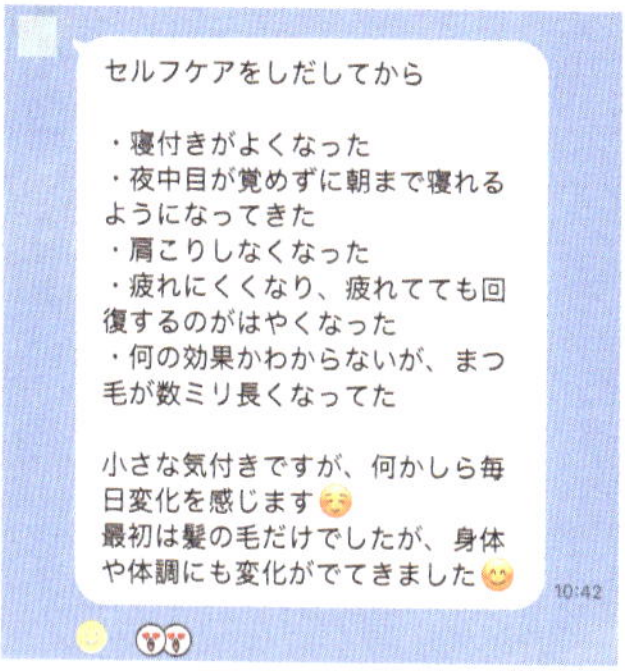

女性・40代

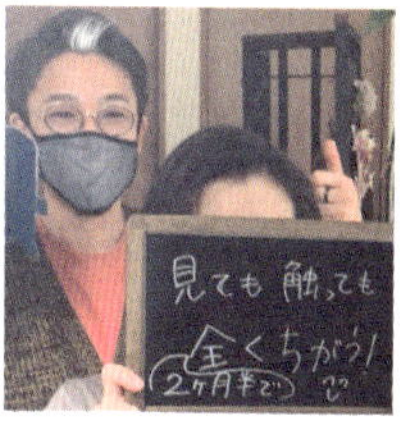
見ても 触っても
全くちがう!
2ヶ月半で

女性・50代

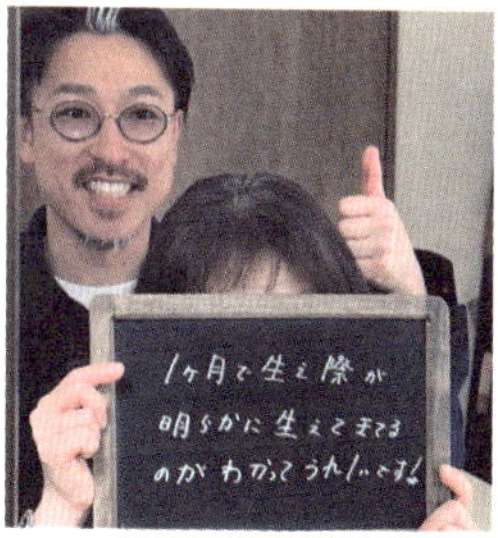

女性・40代

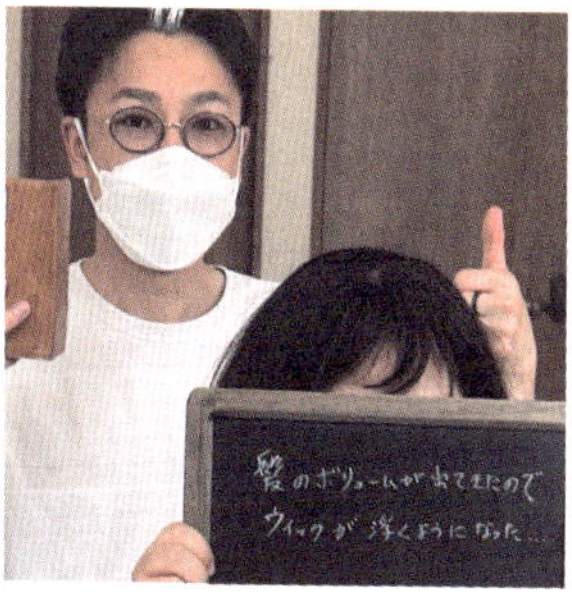

女性・50代

短い毛がピョンピョンでてきていて不思議な感じなんです。

女性・60代

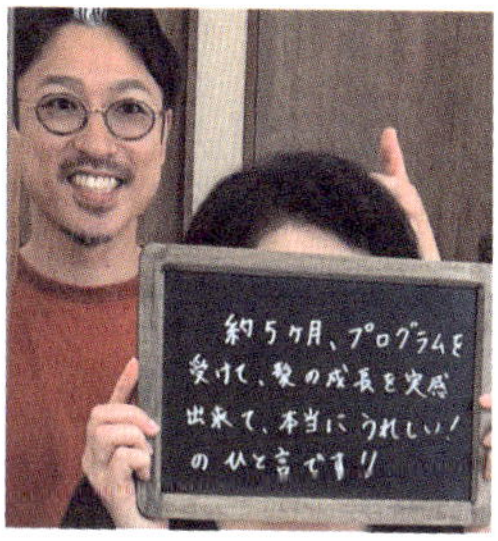

女性・40代

「髪だけじゃない！」

思わぬ結果を得られたお客様の声

薄毛のためのメソッドではありますが、身体全体を整えます。柔軟性がUPしたり、顔のサイズが小さくなったり、足のむくみが解消されたり、変化を感じた方々から、よろこびの声を多数いただいています。

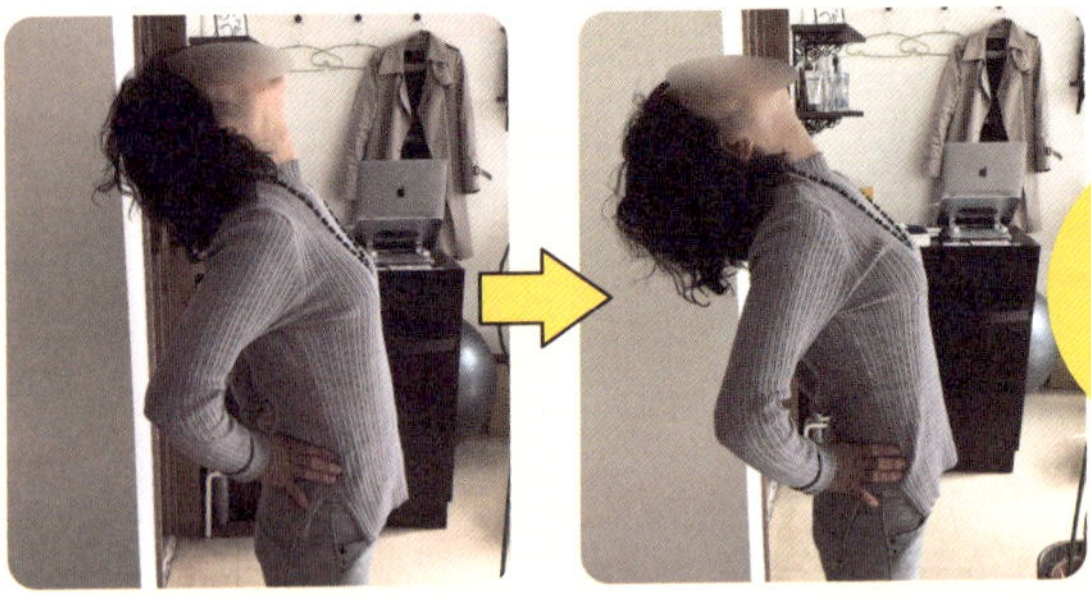

腰の柔軟性がUP

身体の柔軟性がUP ①

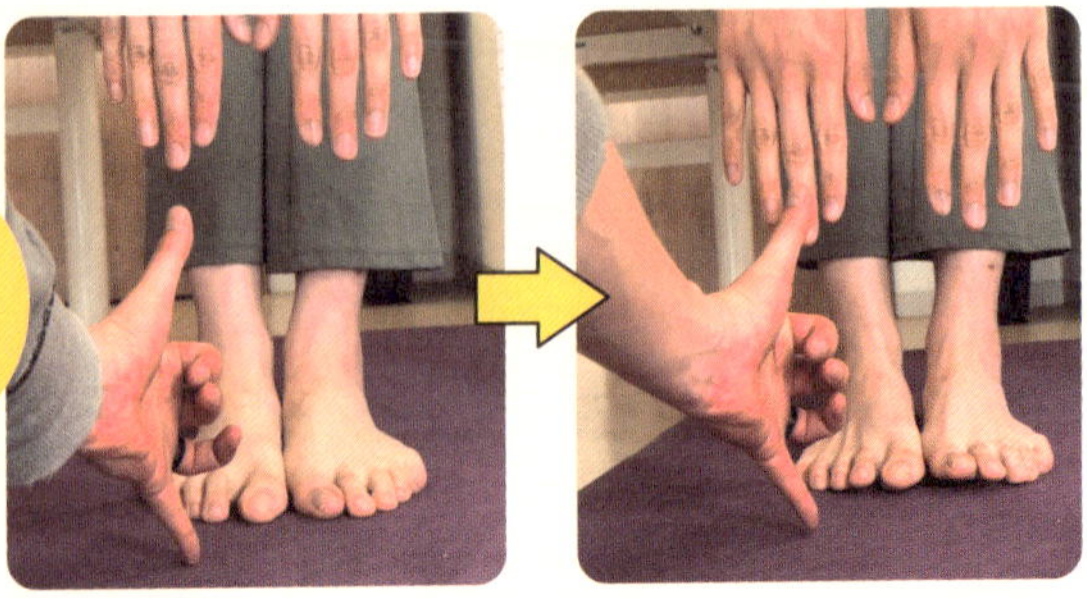

身体の
柔軟性が
UP ②

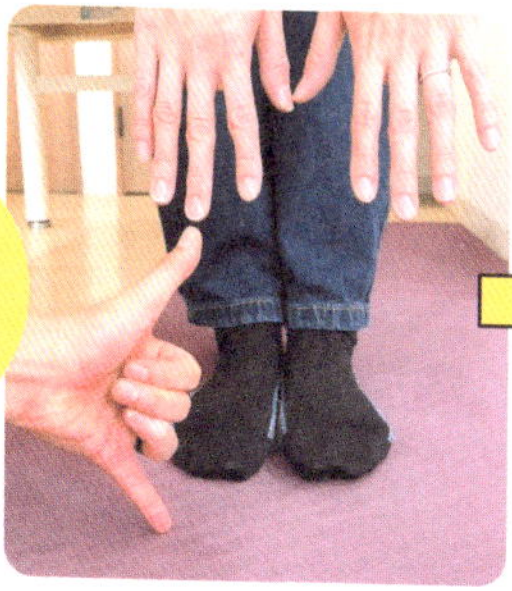

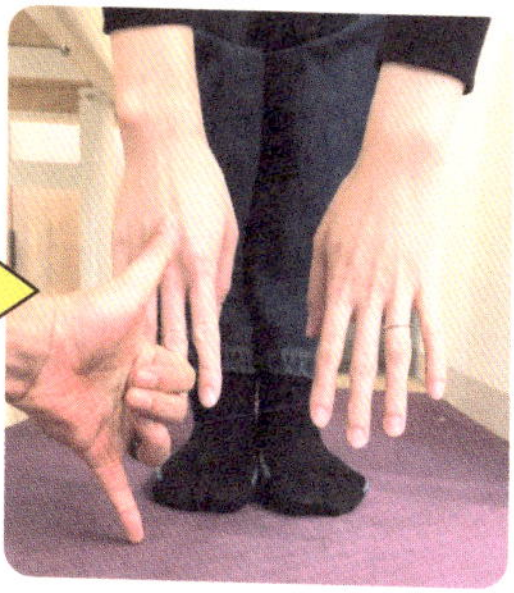

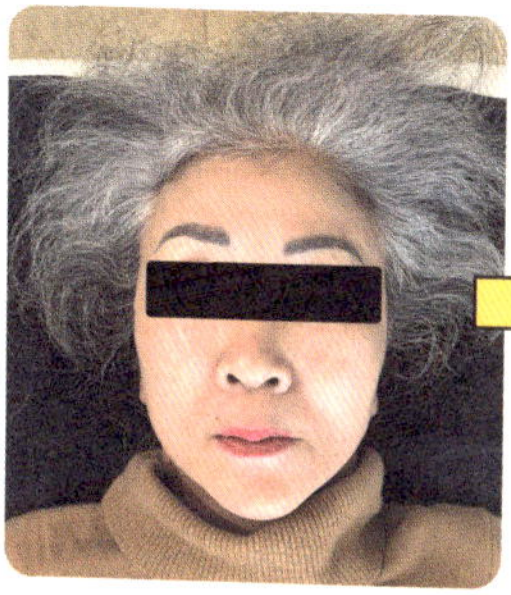

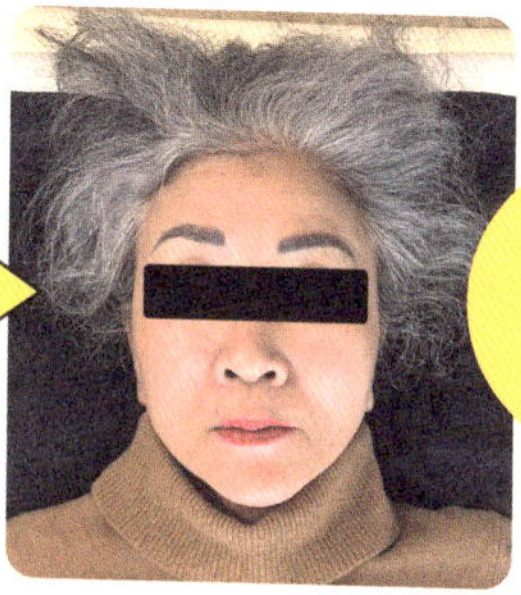

顔の
サイズが
DOWN

ウエストの
サイズが
DOWN

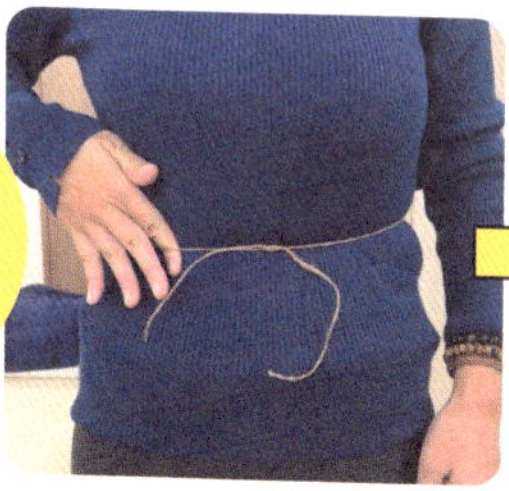

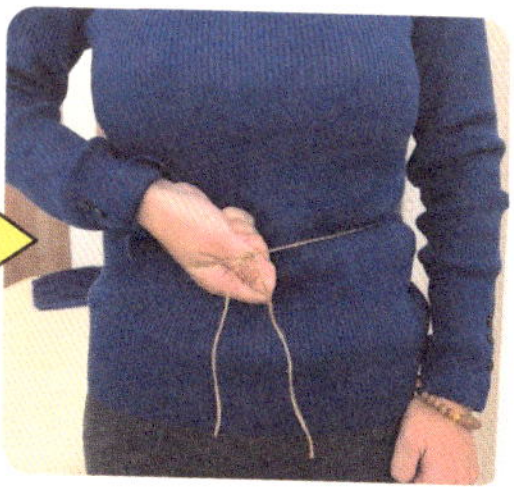

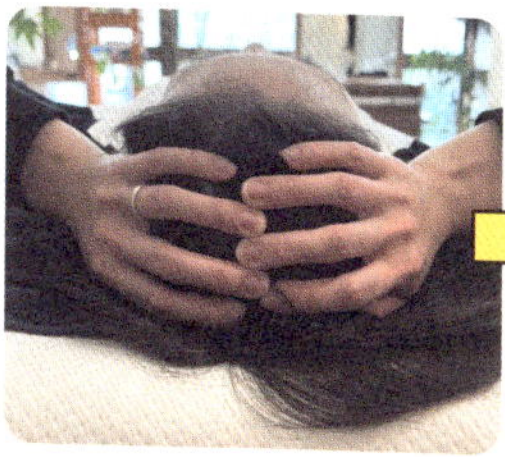

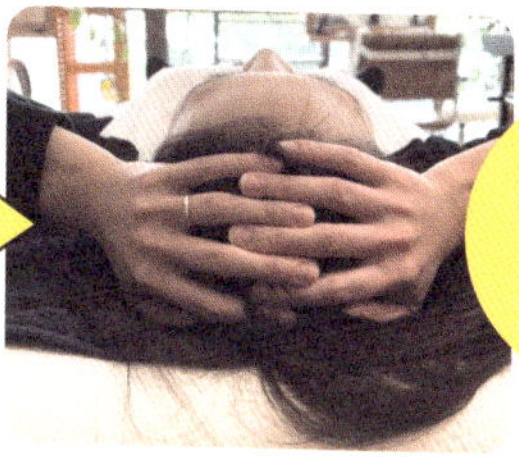

頭の
サイズが
DOWN

はじめに

髪の毛を無理に生やそうとしてはいけません。

髪の毛は生やそうとするのではなく、**髪の毛が勝手に生える環境にするだけ**でいいのです。

はじめまして。女性の薄毛に特化した美容室を経営している小川晋二郎です。

これまでに、施術をはじめて4か月以内に改善できた事例が1100件を突破し、大変ありがたいことに、南は鹿児島県や福岡県、北は北海道と全国からお客様にサロンへ通っていただいています。

薄毛を改善するためにお店でやっている施術は2つだけ。ヘッドスパによる頭皮ケアと、身体の歪みを改善する骨格矯正です。

これだけで、「もともと髪の毛が細いから」「遺伝だから」「女性ホルモンがゼロと言われたから」と諦めかけていた、20～70代女性のお悩みを解消することができたのです。

結果の出た方法を正しく実践するだけで改善することができます。正しく実践するだけで髪の毛が勝手に生えてくる環境は創れるのです。

もっとたくさんのお客様にこのメソッドをお届けしたい、「子どもが小さいから通えない」「家を長期間空けられない」「交通費までかけられない」という声にもお応えしたい、という思いでこの本の出版に至りました。

本書では、正しく実践することで薄毛を改善する方法、ご自宅でも再現できる、具体的なステップをお伝えしています。みなさんが薄毛のお悩みから解放され、本来の自分を取り戻す一助になれば幸いです。

第1章　あなたの薄毛ケアは間違っている！

第6章 薄毛を改善する新エクササイズ

第7章 髪が太くなる新習慣

第1章

あなたの薄毛ケアは間違っている！

あなたが毎日頑張っている育毛剤やマッサージは効果があるのでしょうか。常識を覆す、薄毛ケアのNG事項をまとめてご紹介します。

1

ゴリゴリ頭皮マッサージは絶対にNG。もめばもむほど硬くなる悪循環

「健康な髪は、健康な頭皮から」。そう思って、硬くなった頭皮を一生懸命もみほぐしていませんか？　力を入れた頭皮マッサージは効果がないどころか悪影響。シャンプーの際に使う電動頭皮ブラシもほぼ意味がありません。強い力でももめばもむほど筋肉の質が悪くなり、よりほぐれにくくなってしまいます。

また、諸説ありますが、筋繊維を傷つけるような強いマッサージを受けると、コリが肥大化してしまいます。そのため、マッサージを受けたときよりも、もっと硬くなるとも言われています。

本気で頭皮を柔らかくしたいのなら、**力まかせの頭皮マッサージも、整体や身体へのマッサージもやめてください。**しかし、正しい方法で行えば3か月ほどで頭皮が硬くならない状態にすることが可能です。なぜなら筋肉は3か月で生まれ変わると言われているからです。

私の施術では、頭皮だけでなく、身体全体もカバーできます。腰椎《ようつい》を支点に全身を調整し、仙骨《せんこつ》を整え、頭蓋骨を5～10分やさしく触っただけで、カチカチだった全身の筋肉がほぐれ、全身の循環、神経伝達、身体の機能が改善します。

これは私の師匠、冨田勝《とみたまさる》先生が開発した『RE:SET®』という施術によるものです。たった1回の施術でも、ほとんどの方が大きな違いを感じ、「ウエストが細くなった」「むくみがとれた」「頭のサイズが小さくなった」などと、薄毛対策のほかにもうれしい効果があったと喜んでいただいています。実はこれらすべてが、薄毛改善につながることなのです。

この『RE:SET®』の施術を学ぶまでは、ヘッドスパだけで頭皮を柔らかくしようとしていました。しかし、1か月経つと、また頭皮がカチカチに戻っていたことに頭を悩ませていました。ところが『RE:SET®』の施術を行うと、1か月後もフニャフニャの柔らかい状態をキープすることができたのです。

私のサロンに来てくださるお客様は、それまで通っていた整体には行く必要がなくなりました。本気の改善を望むならばこの本でご紹介する方法を試してみてください。

2

育毛剤には効果なし!? 最初にやるべきことがある!

男性向け、女性向け問わず、育毛剤市場は年々少しずつ広がっています。薄毛に悩む方が増えていて、各社がビジネスチャンスとしてとらえているのです。

薄毛を気にする方のスマホには、知らず知らずのうちに育毛剤のWeb広告が出てくるでしょう。ミノキシジルやセンブリエキスなど、話題の成分を使ってみたというお客様もいらっしゃいます。ヒト幹細胞入りの育毛剤を使った施術をするサロンに行った方や、AGAクリニックで頭皮の注射と薬の服用により、10か月で500万円使ったというお客様もいました。

「○○という育毛剤って効果あるんですか?」とご相談を受けることもありますが、そもそも、そのような質問が出る時点で、効果が感じられなかった経験があることの証拠なのではないでしょうか。

私は、育毛剤をつけるという行為よりも、まず先にやるべきことがあると、大きな声で申し上げたいのです。

「みなさん、毛穴の詰まりを解消しましょう!」

サロンに来るほとんどの方が、頭皮の毛穴が詰まった状態で来店されます。いつも使っているシャンプーやスタイリング剤が毛穴にフタをしている状態なのです。これでは、いくら育毛剤を塗っても、効果がありません。顔にたとえて言うと、ファンデーションの上から、美容液をつけても効果がないのと同じです。

まずは、正しい方法でオイルクレンジングをして**頭皮の毛穴の詰まりを取る。**そして、**その人に合ったシャンプーできちんと洗浄する**ことが大事です。

シャンプーを選ぶときには、髪の手触りやまとまり、香りなどで判断する方が多いと思います。しかし実際には、毛穴の詰まりがないかどうかしっかりと目視できる、専用のマイクロスコープで頭皮を観察して判断するのが良いでしょう。私のサロンで使っているマイクロスコープは、毛細血管までチェックすることが可能です。気になる方はぜひサロンへお越しください。

3

薄毛改善サプリメントはお金の無駄。いますぐ飲むのをやめましょう

薄毛改善に特化したサプリメントを飲まれているお客様には、「いますぐ全部やめてください」とお伝えしています。なぜなら、髪に良いからと**ひとつの栄養素だけを摂っても意味がない**と考えているからです。

髪に良いとされる栄養素はいくつもありますが、これを単体で摂っても最大限の力を発揮してくれません。たとえば現代女性に足りていないとされる栄養素、〝亜鉛〟。これを単体で摂っても、亜鉛の吸収率を上げるビタミンCが身体にないと、そのパワーは発揮されません。

ほかにも毛髪のためにはビタミンD3、銅や鉄など必要な成分はたくさんありますが、サプリメントはおすすめできません。サプリメントによっては添加物が入っていて、むしろ身体に負担がかかることも。それよりも、和食中心のバランスの良い食事を心がける方が効果的でしょう。

私がサプリメントで唯一おすすめしているのが、**自然界に存在する有機化合物の一種、液体のフルボ酸**です。錠剤には固めるための添加

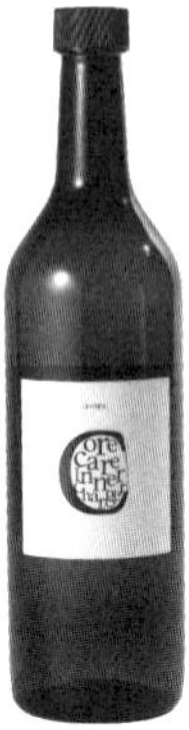

TreaT（トリート）／コアケアインナーチャージャー 720ml 13,750円（税抜）
天然の成分でミネラル、ビタミン、アミノ酸、酵素を人間に必要なバランスで摂ることが可能な液体サプリメント。飲むのはもちろんのこと、入浴剤としても使用可能。
※204ページの2次元コードから購入が可能です。

物が入っているため、液体を選んでください。添加物の摂取はできるだけ避けることをおすすめしています。なぜなら身体に不要と判断された添加物でも、髪には行き渡ってしまうからです。薬物検査で毛髪を使うことを考えると腑に落ちますね。

また、虫歯治療で入れた銀歯（アマルガム）をセラミックに変えると、髪に含まれる水銀の量が減るとも言われています。

これらの考えから「健康的な髪のために」と摂ったものから添加物も

摂取してしまうくらいならば、サプリメントは飲まない方が良いという結論に至りました。

一方、フルボ酸は、土壌に含まれる有機酸で、ミネラルを体内に吸収しやすくすると言われています。また、育毛や発毛に必要な毛母《もうぼ》細胞を活性化させる、フケや頭皮のかゆみの抑制、白髪や抜け毛予防にも効果的とも。

バランスの良い食事をしながら毎日少しずつフルボ酸を摂取すると、体内で効率良く栄養素が利用されることにつながります。

4

良かれと思ってやっていたのに……抜け毛に効果的な日焼け対策はウソ

みなさん、頭皮の日焼け対策はしていますか？　紫外線は髪にも頭皮にも悪影響を及ぼすと言われ、髪や頭皮にも使えるスプレー式の日焼け止めが多数販売されています。

紫外線が良くないとは聞きますが、それでは外でスポーツをしている人はみんな薄毛かというと、そうではありませんよね。特にサッカー選手は、帽子もかぶっていないにもかかわらず、薄毛の人は少ない印象です。ちょっと不思議だと思いませんか。

たしかに、頭皮に対する紫外線の影響がまったくないとは言い切れません。しかしそれよりも、スプレー式の**日焼け止めを使うことで頭皮の毛穴が詰まる**ことの方を、私は問題視しています。スプレーに含まれるアルコールによる乾燥も心配です。しかも、べったりと髪や頭皮を覆った日焼け止めが、普通のシャンプーで果たして落ちるのか。これもわかりません。ほかにも使用している保湿用へアオイルやスタイリング剤と結合すると、さらに落ちにくくなりますし、通常の皮脂汚れも落ちにくくなることが考えられます。

しかも、最近のシャンプーは、洗浄力のやさしいノンシリコンタイプが主流です。その洗浄力で、日焼け止めや皮脂などの複合的な汚れが落とし切れるとは考えられません。

多くのノンシリコンシャンプーは、シリコンの代わりのコーティング成分が入っていて、残留性がシリコンよりも高いため、髪や頭皮に留まります。私の感覚ではありますが、ノンシリコンシャンプーが主流となってから、20〜30代の薄毛が増えている印象です。しかも、5千〜6千円もするという、サロンでおすすめされたシャンプーを使っている方も多く、度々驚きます。

髪と頭皮の日焼け対策に話を戻しますと、**帽子や日傘で充分**です。どうか、スプレー式の日焼け止めを使うのはやめてください。

5

美容法として人気の半身浴。薄毛対策としてはむしろマイナス!?

半身浴＝美容と健康に良いというイメージをもつ方が多いのではないでしょうか。38～40度のぬるめのお湯で30分以上半身浴をする……実はこの入浴法、私はおすすめしていません。薄毛改善にはあまり意味がないと考えています。

そもそも半身浴は欧米で流行した入浴方法で、シャワーを浴びる文化しかなかった彼らにとっては効果的だったのでしょう。しかし、日本には昔から熱いお湯に肩までしっかり浸かる文化があります。たっぷりのお湯に浸かると水圧がかかり、これがポンプのような役割をして、血流を良くする効果が期待できます。

私は**43度のお湯に短時間入る**方法を推奨しています（急に温度を上げるとヤケドの恐れもあるので、少しずつ上げてください）。私は10分ほど浸かりますが、慣れていない人は、まずは3分ほどお湯に浸かりましょう。その後1分ほど、手足から徐々に水をかけて全身を冷やします。これを2～3回繰り返してください。この方法だと、内臓に一気に血液が流れるため、老廃物を排出しやすくなるはずです。普段、流れの悪い血管にも、血液をしっかり流してあげることで、年齢を重ねるごとにもろくなる血管を鍛えることもできます。むくみや疲れがとれる入浴方法としてもおすすめしています。ただし、心臓が弱い方は主治医に相談した上で行ってください。入浴前後の水分補給も忘れずに。

薄毛に悩んでいる方は、かなりの確率で低体温です。夜にしっかりとお風呂であたたまる必要があります。熱いお湯に入ると交感神経が優位になるのでは、と質問を受けることがありますが、振り切るくらいに交感神経を優位にしてあげると、反動で副交感神経が働きます。

ただし、寝る直前の入浴はＮＧです。1時間半前までに入浴は済ませましょう。人間の身体は、しっかり全身があたたまってから、深部体温が下がることで上手に入眠できるようにできています。ぜひこの入浴法を試してみてください。「足のむくみがスッキリした」「足が軽くなった」「熟睡できた」など、お客様からも大好評です。

6

水分の摂りすぎはかえって健康リスクが高まる

みなさんは1日にどのくらい水分を摂っていますか？　あるファッションモデルは2リットル飲んでいるという情報を聞くと、たくさん水分を摂る方が身体に良さそうな気がしますよね。しかし、適正量というものがあります。水分不足が薄毛の原因になることはありますが、水分の過剰摂取は低ナトリウム症につながることもあります。低ナトリウム症による症状は、めまいや頭痛、下痢や頻尿、吐き気や意識障害など。最悪の場合は死に至ることもあるそうです。

10リットル以上飲んだ場合にこのような症状が出るとされていますが、そこまで飲める人はほとんどいないでしょう。けれど、人それぞれ、年齢や性別、体格などによって水分の適正量は違います。

欧米の研究では、水分の摂取は、1日に2・5〜3・5リットルよりすこし少なめが良いとされています。日本食は汁物があるなど、欧米に比べると食事から摂れる水分量も多いため、暑い日でなければ、**平均的に1リットルくらいの量で、1日に必要な水分量は確保**できるとされています。

水の飲みすぎは腎臓《じんぞう》に負担がかかります。

腎臓に負担がかかるということは、髪にももちろん悪影響を及ぼします。髪だけではなく、健康な生活を送る上で、腎臓への負担は避けたいところです。

医学博士の石原結實《いしはらゆうみ》先生が『水分の摂りすぎが病気をつくる』（ビジネス社）という本を出版するくらい、過剰な水分摂取はさまざまな病気を引き起こすことがわかっています。肥満、リウマチ、神経痛、片頭痛、アレルギー疾患、耳なりやめまいのほか、高血圧や脳梗塞まで、水が引き起こすと書かれていました。しかしこの病気や症状は必ず解消すると解説がありましたので、気になる方はぜひ読んでみてください。

私のサロンにいらっしゃる方にヒアリングすると、美意識が高い人ほど、水分の摂取量も多い傾向があります。「1・5～2リットル以上、意識して飲んでいます」と言う人には、食事の内容もお聞きして摂取量を減らしてもらうようにしています。

7

減塩は良いと言われているが、天然塩は積極的に摂るべし

生活習慣病などには、減塩が欠かせないと言われています。でもそれは、精製塩（加工塩）のことを指摘していると私は理解しています。精製塩というのは、塩化ナトリウムが99％以上を占める塩のこと。すなわち、ミネラル（マグネシウム）が入っていない塩のことです。こちらは控えるべきだと考えます。

反対に、**ミネラルを豊富に含む海塩などの天然塩（または自然塩）は積極的に摂るべき**です。製造に手間がかかる分、高価になってしまいますが、ほぼ塩化ナトリウムである精製塩を摂り続けていると、体内のミネラルバランスが崩れて、いろいろな箇所に不調が現れます。もちろん髪や頭皮のためにも良くありません。

もうひとつ気をつけてほしいのは、「岩塩」です。岩塩は天然塩ではありますが、実はマグネシウムが少なく、ナトリウムが99％以上の塩もあるため注意が必要です。

日本では1971（昭和46）年に、塩業近代化臨時措置法が成立し、イオン交換膜製塩法以外の方法で塩がつくれない時期がありました。加工塩ばかりを食べ続けた日本人には病気が増えたため、「減塩しましょう」となったわけです。

私がいつも使っている塩は、「雪塩」です。ミネラルの中でも**マグネシウム**が豊富なので、筋肉が硬くなっている人は、ぜひ雪塩でマグネシウムを補っていただきたいです。

そしてもうひとつ、注目したいミネラルが**カルシウム**です。マグネシウムとバランスよく摂ることをおすすめします。カルシウムは、体内にもっとも多いミネラルで、健康維持には欠かせません。人間の身体の中で、カルシウムを多く含む部位である「歯」は硬いですよね。筋肉もカルシウムが多いと硬くなってきますので、マグネシウムと一緒に摂って、しなやかな筋肉を育んでください。

ほかにおすすめしたい塩は、海水からの天然塩、「ぬちまーす」など、国産の天然塩です。どんなものでも摂りすぎは良くないですが、かといって減らしすぎなくて良いのです。

8

シャンプー前の間違ったブラッシングは逆効果

雑誌や書籍で紹介される、正しいシャンプーの方法を見ると、必ずと言って良いほど「シャンプーの前に、髪が乾いた状態でブラッシングする」とあります。そうすると汚れが落ちやすくなるというのですが、私は正直よくわかりません。

シャンプーの目的は、**髪や頭皮についた汗や皮脂、ほこりや汚れ、そしてスタイリング剤などを落とすこと**です。

髪や頭皮にとって、摩擦がいちばん良くないと言われています。昔、男性の薄毛ケアで、先がとがったブラシで頭皮をトントン叩いて刺激を与える方法が流行りました。しかし、このような方法はもってのほかです。このトントンを続けると、刺激を与え続けた頭皮が厚くなり硬くなってしまいます。

トントン叩かなかったとしても、とがったブラシで地肌から髪をとくのもNGです。ブラシで髪をとかす場合、強い力でやってしまうと、頭皮をひっかくような傷になってしまいます。ブラッシングのコツは、先が丸いブラシを使い、強すぎない適度な力（圧力）で行うことです。

残念ながら、**ブラッシングで髪が生えることはありません。**

1日中ブラッシングすれば血流が良くなるかもしれませんが、摩擦の方が心配です。頭皮の血流は、ちょんちょんと触れるだけでも良くなるものなので、強い力は必要ないのです。

「流れが悪いから流す」というのは対症療法です。私のサロンでは、『RE:SET®』の施術方法で身体の歪みを整えます。身体が整いさえすればコリは出ないので、頭皮の血流も良くなります。あるときヨガの先生が薄毛のお悩みを抱えてサロンに来店されました。頭を触ってみると、とても硬い。柔軟性のある身体でも歪みがあるのです。ほかのお客様は施術後に、頭皮が柔かくなると同時に頭のサイズが小さくなり、水泳キャップやゴーグルが子ども用サイズに変わった方もいます。

このようなことが1回の施術でも起こるので、施術を受けたお客様はブラッシングよりも、身体のバランスを整えることの方が重要だということを実感されるのです。

9

亜麻仁油、MCTオイル……油は必要ありません

私が自分自身でも守っていて、お客様にもお伝えしていることがあります。それは**「油を摂らない」**ということです。バターやラードなどの動物性の油はもちろんのこと、基本的に植物性の油も必要ないと考えています。

一般的には、必須脂肪酸をバランス良く摂ると良いとよく言われます。オメガ6脂肪酸を含むコーン油やごま油、オメガ3脂肪酸を含むえごま油や亜麻仁油など。健康や美容に良さそうなイメージがありますが、いずれの油も摂る必要がないとお伝えしています。

私のサロンのお客様の中には、美容のためにと、ココナッツオイルや亜麻仁油、MCTオイル、エクストラバージンオリーブオイルなど高価な油を摂っている方もいらっしゃいます。そういった方には、青魚からオメガ3を摂るようにお伝えしています。

日本人が古くから食してきた日本料理に油は使わないですよね。油を使う日本料理と言えば天ぷらで、安土桃山時代が起源とされています。しかし、当時は油が貴重品で、油を大量に使う天ぷらは高級品。庶民にまで広まったのは、江戸時代初期のようです。そもそも天ぷらの起源は、ポルトガルから伝わった揚げ物料理だという説があります。もともと日本人が日本の風土の中でつくり出した料理ではないということです。そう考えると、日本人の身体に果たして油は必要なのでしょうか。

シミの原因も植物性の油だという説もあります。直接的に油が髪に悪影響というわけではないのですが、髪にも健康のためにも必要ないものだと私は判断します。

特に**避けてほしい食品として、小麦、植物性の油、乳製品、甘いもの**を挙げています。これらを避けるだけでも体調に良い変化がずいぶんあるのではないでしょうか。お客様には、ごはんにみそ汁、焼き魚に野菜の煮物など、**日本の昔ながらの食事をおすすめ**しています。

コラム

飲み薬、塗り薬、注射は副作用のリスクが高い

飲み薬、塗り薬、注射について、副作用があるためおすすめしないとお伝えしました。ほとんどの人に出る副作用は、多毛症というものです。顔、腕、足、背中など、全身にムダ毛がたくさん生えてきてしまいます。

ほかにも、薄毛改善のための薬で顔がむくんでしまい、整形したと疑われた方がいたり、肝臓の数値がおかしくなって薄毛治療ができないとドクターストップがかかった方もいます。

塗り薬については大きな副作用は聞いたことがありませんが、育毛剤と同じように、毛穴が詰まった状態でいくらつけても、変化はないと思います。ファンデーションを塗った上から美容液をつけても効果が出ないことと同じです。

薬に頼らないナチュラルなヘアケアで、しっかり結果は出せます。いま薬を使っている方には、治療方法の見直しをしていただきたいです。

第2章

これだけはおさえるべき育毛法トップ5

髪や頭皮のためにいいと思うことも、実は逆効果!?
気をつけるべき5つのポイントをお伝えします。

10

育毛ケアをするならば、身体全体のケアを

健康な髪のためには、まずは食事に気をつけるべきです。51ページでもお伝えしましたが、なるべく和食で、昔ながらの食事を続けてください。私は朝食にみそ汁とごはん、納豆、お魚、ぬか漬けなどを食べます。昼食は妻がつくるお弁当。これは、栄養バランスのいい食事を摂ることと、添加物を避けるという意味合いがあります。お酒を飲む場合は、揚げ物を避けるようにしています。食事全体を通して、お刺身や焼き魚、煮魚など、肉よりも魚を選んでいます。あとは、ぬか漬けも毎日欠かせません。

食事でとても大事なのが、**よく噛むこと**です。よく噛むと唾液がたくさん分泌され、身体に良いさまざまな働きをしてくれます。唾液には消化を助ける働きがあります。よく噛むことによって、唾液に含まれるアミラーゼという成分が食べ物と混ざり、炭水化物（デンプン）を糖（麦芽糖）に分解してくれます。

そのほかには、口腔内に侵入した細菌やウイルスの活動を抑える抗菌作用もありますし、食事で酸性に傾いた口腔内を中性に戻す、緩衝《かんしょう》作用もあります。

また、唾液には、ミネラルの一種であるカリウムやリンが含まれており、虫歯菌により歯の表面が溶けかかっているところを修復する作用までもっています。唾液が多いと虫歯になりにくいと言われるのは、このためです。これ以外にも、口臭予防や粘膜の保護や潤滑、自浄作用、そして、味を感じるための味蕾《みらい》に食べ物の味の成分を運ぶ役割など、唾液は多くの仕事を担っています。

よく噛んで食べることが大事だと考える理由はふたつあります。ひとつめは、きちんと食べ物が分解されることで栄養を身体のすみずみまで届け、人間本来の機能を正常に働かせるためです。ふたつめは、体内の酵素を髪や頭皮に使うためです。血液の循環や新陳代謝、免疫力のアップや老廃物の排出など、身体づくりや生命維持のための重要な働きをしているのです。

アメリカの医学博士であるエドワード・ハウエル氏は、体内でつくられる酵素量には上限があると説きます。たとえば、暴飲暴食などで消化のための酵素を浪費した場合、身体全体の酵素量が減り、代謝に使う酵素が不足すると考えられています。消化酵素を極力減らさないために、よく噛んで食べることが大切なのです。

また、小麦を摂ると、栄養吸収の妨げになるとも言われています。グルテンフリーを心がけて腸からしっかり栄養を吸収し、**人間本来の機能を正常に働かせること**が、健やかな髪につながります。

そしてもうひとつ、大きな注意点が、薄毛用の薬についてです。薄毛クリニックに通うと飲み薬を処方されます。本来は高血圧の治療薬として使われていた〝ミノキシジル〟や女性の薄毛治療薬として有名な〝パントガール〟などです。これらは副作用が気になります。パントガールは頭痛やめまい、吐き気といった副作用があるため、注意が必要です。育毛剤は直接体内に入れるわけではないため副作用の心配は少ないでしょう。ところが、育毛剤で髪の毛が生えたという話は、一度も聞いたことがありません。

なぜ効果が出ないかというと、毛穴が詰まっているからなのです。

11

正しい姿勢を意識して身体の歪みをとる

身体の構造を理解して運動している人以外は、薄毛に悩んでいる人もそうでない人も、全員身体が歪んでいると言ってもいいほど、どこかしらに歪みがあると感じます。

髪に関することで言えば、ボリュームが出ない（細毛、抜け毛）、白髪、つやが出ない、傷みやすい。これらのことは、**身体の歪みが一因**です。

肩が凝ったらマッサージに行くというのは、対症療法であって、根本的な解決には至りません。

薄毛に悩んでいる方は肩、腰、ひざ、股関節が痛かったり、頭皮が硬かったりといった症状を抱えています。根本の原因となる歪みを解消し、頭皮ケアができれば、薄毛の改善は叶います。

12

3か月に一度は毛穴をチェックして自分に合ったシャンプーを使う

サロンにいらっしゃるお客様は、一般的に育毛効果があると言われているもの、サロン専売品＝高価なシャンプーを使っている方が多いようです。しかし、そういう方でも、頭皮の毛穴が詰まっています。すなわちシャンプーが合っていないのです。人によって、皮脂の分泌量も違います。多くの人が良いと言っていても、**必ずしも自分に合うわけではない**のです。

毛穴詰まりを確認したくても、一般的には髪があるために見づらく、わかりません。シャンプーを選ぶ基準を聞いてみると、多くの方が髪の手触りや香り、まとまりで選んでいるようです。しかし、本当はサロンなど専門的な場所で、毛穴詰まりなどを確認してもらい、自分の頭皮に合ったシャンプーを選ぶのがいちばんです。

私が開発してサロンで取り扱っているシャンプーは、アミノ酸系です。ノンシリコンだけれど、コーティング剤を入れないようにつくりました（１３５ページ参照）。香りは天然の香料で、幹細胞エキス（エクソソーム）を、一般的なものよりも10倍以上浸透するよう加工してたっぷり配合しています。

シャンプーが自分に合っているか知るためには、頭皮の状態を定期的に確認してください。3か月に1回、またはシャンプーを変えたら、頭皮をマイクロスコープでチェックします。**歯の定期検診くらいのサイクル**で行うといいでしょう。これもシャンプーと同じく、自分ではなかなかできないので、サロンへ行って見てもらうようにしてください。

13

目標は36・5度。お風呂、食事、運動で体温を上げる

基礎体温が36・5度以上になるように、生活習慣を変えていきましょう。薄毛に悩む方のほとんどが冷え性で、体温が35度台の方もいます。たとえ36・5度あっても、手足が冷えている場合は、血流がスムーズではない証拠です。サロンでは、特殊な機械を使って毛細血管まで見るのですが、低体温の人の多くが毛細血管の数も少なくなり、血流がスムーズではありません。

ぬるめの半身浴はやめて、**熱いお風呂で血圧を上げて、勢い良く血流を促す**ことが大事です。これは、血管をトレーニングするような要素もあるのです。

運動は、身体の歪みをとるようなストレッチ（第6章の骨格矯正エクササイズ参照）と、軽いウォーキングなどの有酸素運動をすることをおすすめします。エクササイズを効果的に行うためには、左右均等に同じ回数やるのではなく、身体が左右対称になるように、数を調整してやるべきです。168ページからのエクササイズのページで詳しくご紹介します。

14

正しい頭皮マッサージは身体全体にアプローチできる

ゴリゴリと強い圧を加える頭皮マッサージは、逆に柔らかい頭皮になるのを妨げています。頭皮マッサージは「やさしい力で、摩擦はＮＧ」。これはお顔の肌と同じことです。頭皮が１㎜たるむと、顔と首とトータルで１㎝たるむと言われています。**たるみの原因は筋肉のコリなので、歪みをとって血液循環を良くすれば、たるみは引き上がる**のです。

エステで一箇所だけにアプローチしても、その瞬間は上がってもそれを持続することはできません。気持ち良さを求めるならそれでもかまいません。しかし、薄毛ケアとして根本をケアしたいのなら、全身のバランスが整う骨格矯正をすべきです。そうすればエステ、マッサージ、鍼、ストレッチのお店も一生通う必要がなくなりますから、「もう行かないでください」とお伝えしているのです。

バランスの整った状態を身体が記憶すれば、元の悪い状態には戻りません。人間は身体で覚えたことは忘れないようにできているのです。メンテナンスは自分で、おうちでできるのが私のメソッドの良いところです。

15

睡眠の質を上げて身体の歪みを改善する

薄毛に悩んでいる方は、睡眠の質も良くないのではないかと思っています。そんなことを言いながら、私は睡眠についての専門家ではありません。しかし、うちのサロンで骨格矯正をしたら、「何十年ぶりにぐっすり眠れた」という声をたくさんいただくのです。

では、なぜ質の高い睡眠が必要なのでしょうか。それは、**睡眠不足だと心身の緊張が解けないために、血流が阻害されるから**です。筋肉は緊張状態でこわばり、体温は下がって冷えてきます。しびれや肩こり、腰痛、頭痛などを引き起こし、もちろん頭皮も硬くなります。

どうしてこれまで上質な睡眠がとれなかったのか、お悩みを抱えるみなさんに心当たりを聞いてみました。そのうちのひとつが **「枕が合っていない」** ということです。オーダーメイドで高価な枕を注文したそうですが、そもそも身体が歪んだ状態でオーダーしてしまったのが間違いだったようです。そのため、適正な姿勢で寝られなかった。それでは、上質な睡眠などできるわけがありません。

睡眠時のベストな姿勢は、寝転んだときに額よりも顎が少し前に出ている状態です。そのため、首のところに高さのある枕がおすすめです。ＰＣやスマホを使う現代人は、どうしてもストレートネック気味になります。バスタオルなどをくるくる巻いて首の後ろを支えて枕にするのがいいと思います。

普段デスクワークで長時間同じ姿勢をしていると当然身体にストレスがかかっていますし、主婦の方でも料理や家事、お買い物カゴをいつも同じ手で持っているなど、左右の筋肉のバランスが崩れている方が多いです。特にかかとの高い靴を普段から履く方はつま先重心になり、出産を経験している方はお腹が重くなる期間が長く前後のバランスも崩れることで反り腰になりがちです。

身長が高いお客様のなかに、コンプレックスから少しでも小さく見せようとして猫背になって歪んでいる方もいました。このような方には、ＰＣ作業をするときは画面やキーボードに高さを出すようにして、少しでもストレートネックになりにくい姿勢を意識するようお伝えしています。

日常生活でも、日傘を差すのは利き手、荷物も同じ肩に持つなど、無意識に左右どちらかで多くやっているはずです。数か月は逆の手で持つだけでも身体の歪みは矯正されていきます。

左右均等になるように**左右ともに使う**ことが重要です。身体のバランスが整えば睡眠の質が上がります。

しっかり眠れると、身体が回復し、健やかな頭皮環境でいられます。毛髪以外の部分でも、美容や健康にプラスに働くことは言うまでもないでしょう。

第3章

女性の薄毛の悩みは増加している

実際に私のサロンに通ってくださるお客様からお聞きした、リアルなお悩みをご紹介します。

16

女性の薄毛の悩みは実は、男性よりも深刻になってきている

2016年よりリクルートが行っている薄毛調査報告書によると、男性に比べて女性の薄毛の悩みが深刻であることがわかっています。生活習慣の変化によって悩みが深刻化したのではないかと、私は考えています。

食生活の乱れや、PCやスマホを使う頻度が増えたこと、コロナ禍を経たことで外で身体を動かす人が減ったことなどが、薄毛にも影響しているのではないでしょうか。私は前章で1番に挙げた、**身体全体のケア（身体の歪みと食生活）をできないことが、薄毛の大きな原因**になっていると考えています。

まず、食生活から言いますと、油の摂りすぎに気をつけなければなりません。歯科医で医療問題アナリストの吉野敏明先生が言っていたのですが、植物性の油は、小麦や乳製品、たばこやお酒よりも身体に悪影響があるのだそうです。植物性の油はいたるところで使われており、コンビニのレジ前にある、からあげなどのホットスナック、ファストフードの揚げ物などに使われる油は質が良いわけがありません。油の交換は1か月に1回という店もあるようですから、当然、酸化しているでしょう。

安価で加工がしやすい植物性油脂（パーム油）は、チョコレート菓子にも使用されています。子どもたちがフライドポテトやポテトチップスやチョコレート菓子が好きなのは、植物性のオイルに依存性があるから、それを欲しているだけだという説もあります。**植物油、お菓子、乳製品をやめて、肌や髪や体調が改善されたという事例がたくさんある**のです。

身体の歪みについては、自分で歪みをチェックする方法から、歪みをなくしてバランスを整えるためのエクササイズを第6章でご紹介していますので、まずは3か月、お試しください。徐々に歪みにくい身体に変化してきます。

同じ姿勢を続けないことや、肩にかばんをかけるときに同じ方ばかりに持たないなど、日々の行動にも目を向けて改善していきましょう。

17

外出先で人の目線が自分の髪の毛にいっているようで気になる

「日なたを歩くと地肌が目立つから、日陰ばかりを選んで歩いている」
「エレベーターのモニターは上から映されて、薄毛が気になる」
「推しのライブ動画をＹｏｕＴｕｂｅで観ていて、地肌が透けている人がいると思ったら、自分だった」
「彼に頭頂部を見られるのが嫌で、電車内で座っていいよと言われても座れない」
「座ってデスクワークをしていると後ろを人が通っただけで気になる」
「子どもの学校行事でママ友に会ったり、写真を撮る機会がツラい」

これらの声は、お客様から私がうかがった、薄毛に対する切実なお悩みです。

薄毛が気になりだした途端に、透けた頭皮を見られるのではないかと怖くなる気持ちがよくわかります。

このような悩みを解消するために、頭皮に直接つける目隠し用パウダーが販売されています。透けた頭皮をサッと隠せて便利だと使っているお客様もいらっしゃいます。でも、このようなパウダーは、できるだけ使わないでください。シャンプーしたはずなのに、スコープで拡大して見てみるとパウダーが残っていることがあります。化学物質が地肌に長時間密着していて良いわけがないと考えています。一時的に頭皮の透けを隠してくれたとしても、**髪と頭皮の将来を考えると良いわけがない**のです。

どうしても使わなければいけない場合は普段より念入りにケアしましょう。たとえば、シャンプー前と後のすすぎにいつもの倍の時間をかけたり、2度シャンプーをするなどのほか、クレンジングオイルを使うなどです。そしてその都度、しっかりとパウダーを落とし切るように心がけてください。

18

自分のことを鏡で見ると落ち込んでしまう

「毎日、髪をセットするときに、根元が立ち上がらずに髪型が決まらない」
「梅雨の時期に、みんなは髪が広がるというのに、ねこっ毛の私は、逆にペタッとボリュームダウンする」
「分け目が目立つようになって、田んぼのあぜ道のよう」
「鏡に映ったつむじ周りがさみしく、落ち込んでしまう」
「地肌が目立たないのが最優先で、やりたい髪型ができない」

このようなお悩みも、年代を問わずにお聞きします。20代前半、中には、10代のお客様もいらっしゃいました。

薄毛になりやすい体質は遺伝するのですが、原因はそれだけではありません。だからこそ改善の余地があるのです。心配しすぎないでください。原因さえわかれば、正しいアプローチをして、改善することが可能です。

私のサロンに通っている方は、髪が増えますし太くなってくるので安心してください。**成果が出てくると当然、鏡を見るのが楽しみになります**。あんなにも嫌だった鏡が怖くなくなります。

サロンでは、身体を整えながら薄毛ケアをするので、1日数分のエクササイズと骨格矯正で代謝がアップします。食事量を制限しなくても問題ありません。66歳のお客様が、パンツが3サイズもダウンしたことで、20代の頃に穿いていたパンツも穿けるようになったとうれしそうにおっしゃっていました。

でも、薄毛になりやすい体質である可能性は高いので、以前の食事や環境に戻してはダメです。その点だけは注意してください。

19

髪の毛のせいで歳をとったと思われたくない

「生え際がどんどん後退してきている」
「もともと普通に生えていたところが、産毛のように細くなった」
「前髪が伸びなくなって、気がついたら5年間切っていない」
「ひと回り上に見られてしまった」

実は、生え際に関するお悩みは、男女共通です。
「若い頃と比べると、おでこが広がったねぇ」などと、生え際が後退したことをネタにできるのは男性特有のことかもしれません。生え際の後退は、女性のお悩みでも上位に顔を出すほど多くの方が気をつかっています。生え際は少なからず女性でも後退していくものです。

さきほど「若い頃と比べると」と例を出しましたが、実際、1㎝生え際が後退するだけで、ずいぶん老けて見られてしまいます。ましてやその進行が早いと焦りますよね。

もともと普通に生えていたところの毛が産毛になってくると、長さも伸びなくなってくるため、「前髪を5年も切っていない」と言う方もいました。

髪の毛の成長期は、女性の場合で平均4〜6年程度です。**1か月で1・2cm程度伸びる**ことを考えたら、5年間も切っていないのに髪の毛が伸びないということはありえません。

つまり、**抜け毛と生えてくる髪の割合が同じならば、薄毛になることはありえないのです。**

20

旅行に行きたいけど、髪の毛が濡れた状態を見せたくない

「大浴場でシャンプーすると、髪が薄いのがバレてしまう」

「友達にはもちろん、旅先で見ず知らずの人にでも見られたくない」

「温泉やプール、海は好きだけれど、ウィッグを人前ではずしたくない」

「ウィッグがズレていないか、風が強い日は気になって仕方がない」


旅といえば温泉。大きなお風呂でゆったりとくつろぐ。贅沢な時間ですよね。

しかし、薄毛に悩む方の多くは、「旅先のお風呂が嫌だ」とおっしゃいます。日中はちゃんとセットしていたり、帽子を被ったりして、髪の毛を見せることはないのですが、**お風呂でシャンプーをすると髪の毛がペタンとなってどうしても目立ってしまう**。だから、旅行に行きたいけれど……というお悩みを抱える方がたくさんいるのです。

中には、旅先で突然の雨に降られたり、歩いて汗をかいたときに、薄毛が目立ってしまうのが嫌だという方も。

さらには、友達や家族ではなく、旅先で見ず知らずの人にも見られたくないという方もいらっしゃいます。

また、ウィッグをつけている方のお話を聞くと、旅行のときやメンテナンスで苦労されているようです。

ウィッグは自分で洗うのではなく、購入したところでクリーニングをしてもらうそうで、マメな人なら年1回くらいの頻度でしょうか。**ウィッグの扱いもなかなか難しい**ものです。

21

ウィッグはできればつけたくない

「強風のときは特に、ウィッグがいま生えている髪に負担になるかと心配」
「周りの人たちに、ウィッグがバレてないかと気が気じゃない」
「高価なウィッグをひとつ買ってみたけれど、一生ものではなかった」
「職場にウィッグをつけて行ったら、職場の若い子にクスクス笑われた」

いつもと違う髪型を楽しむのはいいことだと思いますが、**ウィッグは髪の毛にはあまりいい効果がありません。**たとえば、ウィッグを留める位置が決まってくるので、留め具があたる部分がこすれてしまって、毛が抜けてしまうこともあります。

ウィッグ自体が高価だというデメリットもあります。最近ではお手頃なものも出てきてはいますが、部分ウィッグでも高いものだと数十万円します。一生使えるものならば奮発しても良いかもしれませんが、髪質が変わるとその都度新しいものにしないと馴染まず、浮いて見えてしまいます。

やはり、自毛を改善できるのがいちばんです。髪に負担がかかるため、できるだけ、ウィッグはつけないでください。卒業式や結婚式など、セレモニーのときだけ、レンタルのものをつけるくらいなら良いと思います。

22

髪の毛のせいで おしゃれを 手放したくない

「髪の毛が思い通りにいかないだけで、買い物にも行きたくなくなる」
「せっかく大好きな洋服を着ても、落ち込んでいく」
「増毛エクステをつけていたけれど、だんだん生え際が後退してきてつけられなくなってきた」

以前と同じようにおしゃれを楽しみたいと、エクステをつけていた方が来店されました。エクステは生えている髪に結んでつけていくため、生え際が後退していくと髪がほしいところに増やせなくなってしまうので困っておられました。

そこでさっそくその方の髪を見せてもらうと、毛根が弱って抜けやすい状態になっていました。しかも、髪の内部もスカスカで切れやすくなっていたのです。お悩み通り、これではエクステも思うようにつけられないはずです。

その方にはすぐにエクステをやめてもらい、自毛をケアしていくことを優先してもらいました。すると、**産毛だった毛が少しずつ本来の太くて**

しっかりした髪の毛に戻ってきました。

さらにうれしい効果も。これまでご紹介したように、薄毛ケアのためには生活習慣を見直すことも含まれます。そのため、**体型も美しくなり、エクステよりも洋服選びなどがおしゃれの選択肢に入ったと**喜んでいただきました。

23

これまでの方法では薄毛が改善しない

薄毛に20年悩み続けたというお客様がいらっしゃいました。効果に満足できずサロンからサロンへ渡り歩き、**1千万円以上も費やしてきた**そうです。

私のところへ来て「何をやってもダメだったのに4か月で悩みがなくなるなんて！」と驚きながら、あれだけ嫌だった鏡を毎日見ていると教えてくれたのです。

たった1回の施術で抜け毛がピタッと止まり、1か月以内に改善を実感する方が続出しています。その後は1か月に1～2回のご来店、3か月に1回と間隔を空けて継続される方もいますが、半分以上の方は卒業となります。つまり、クレンジングやシャンプーのホームケアと、エクササイズをしてもらえれば、サロンにずっと通わなくても良いのです。

ある方は、私のサロンで初めてケアをしてから1週間後に、育毛を目的に何年も通っていた鍼灸院に行ったそうです。そうしたら「改善しましたね！」と初めて言われたそうで、それ以来、鍼灸院へは行くのをやめたのだとか。

『ナチュラル育毛メソッド』での**改善が遅い方は、クリニックで薬**

を飲んでいた場合や頭皮に注射を受けていた方が多いです。

私のところへ来ていただいたら、それまでの治療やケアはすべてやめてもらいます。私の想いはお客様に「できるだけ早く、安く改善してほしい！」ということ。いつまでもゴールにたどり着かないと思っている方に希望を与えたいのです。

ただ、私ができることには限界があります。さらに効果を上げるためにご自宅でのケアとエクササイズをしていただきたい。これで、結果に違いが出てきます。

毎晩、数分程度のケアを実行すればよいのです。3〜4か月もすれば、身体が記憶してくれます。サロンで骨格矯正がされているかチェックしながら行い、理想の骨格バランスを手に入れた方は、完全に元の状態に戻ることはありません。

これまでのケアに満足な結果を得られなかった方は「また今回もダメなんじゃないの？」と、疑問をもつかもしれません。でも、ほとんどの方に満足していただいています。これが最後だと信じて私のメソッドに挑戦してみてください。

コラム

数秒で
小顔まで叶ってしまった！

初回の体験で3～5秒、腰椎の矯正をしただけで、顔が小さくなった方がいました。若い頃に水泳の飛び込みをしていて、20 代で腰に怪我をしてしまったそうで、腰と首の骨が明らかにボコッと出て歪んでいました。怪我をした際に、整形外科の先生に「ちゃんと治療しないと、将来動けなくなる」と言われたそうです。

私のサロンで身体の歪みを整えたことで、循環が良くなって、顔の大きさも頭の大きさも変わったのでしょう。薄毛に20 年悩まれていたのですが、生え際の**産毛がだんだんとしっかりした毛になって増えて**、「ライオン丸みたいになったじゃないの～」とうれしそうに報告してくださいました。お悩みが解決して、私もうれしいです。

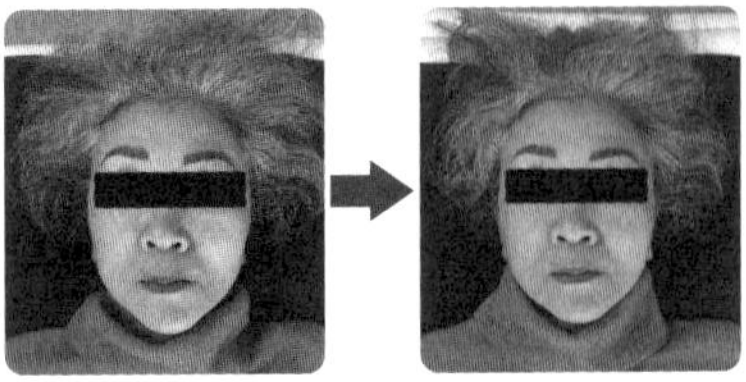

これだけ変化があったのには私も驚きました。

第4章

薄毛になるメカニズム

なぜ薄毛になるのかという原因を知ることで、効率の良い薄毛改善策が立てられます。

24

なぜ薄くなるのか——薄毛のメカニズムを解説

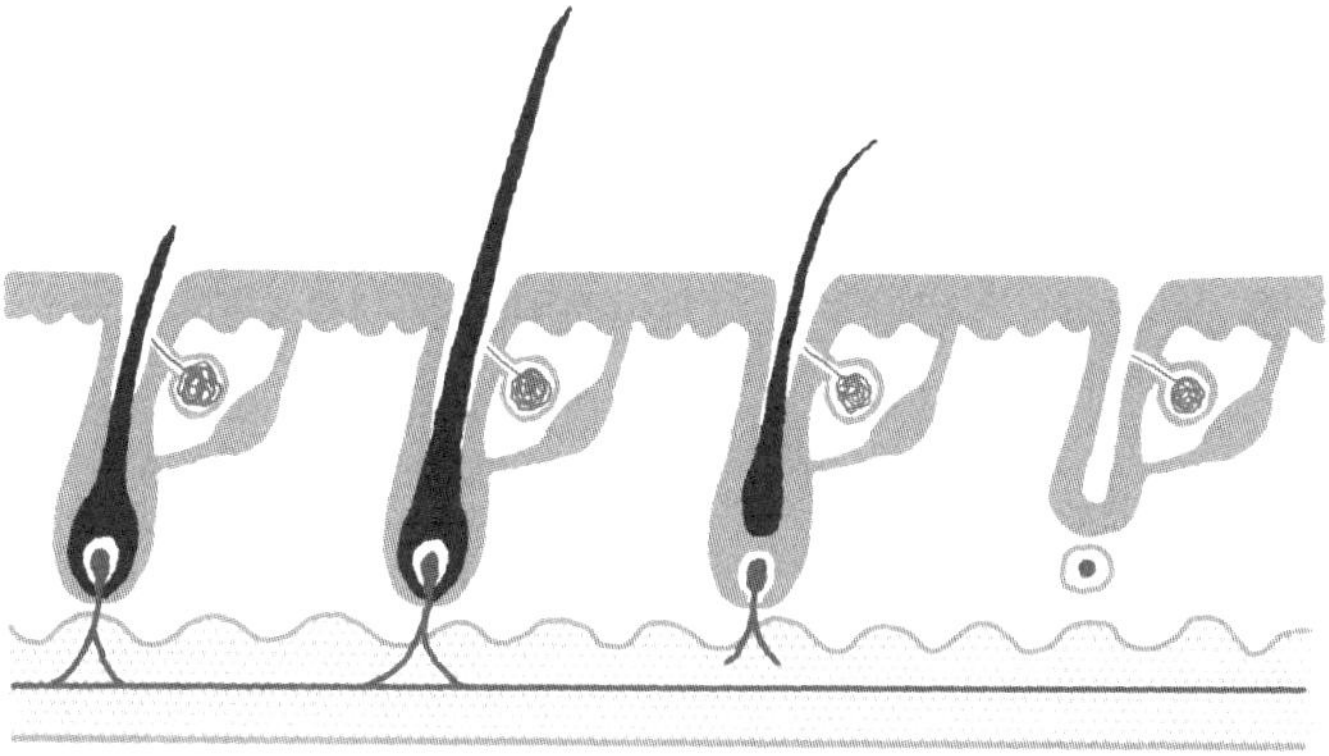

『成長期』には1日約0.3〜0.4mm髪が成長し、1年で15cm伸びます。『休止期』が長くなってしまうと、薄毛になります。『毛周期』の乱れの原因は、生活習慣の乱れ、ホルモンバランスの変化、栄養不足、毛穴の詰まり、ストレスなどが考えられます。

日々、抜けては生える髪。シンプルに考えると、抜け毛の量と生えてくる髪の量のバランスが変わらなければ、薄毛にはなりません。個人差はありますが、**1日に50〜100本ほど抜けています。**それに対して**同じだけ、新しい髪が生えてくれば問題ない**のです。

ここで、そもそもの毛髪の仕組みが、どのようになっているのかを確認しておきましょう。毛が成長してから抜け落ちるまでの過程を繰り返すサイクルがあり、その毛髪サイクルを『毛周《もうしゅう》

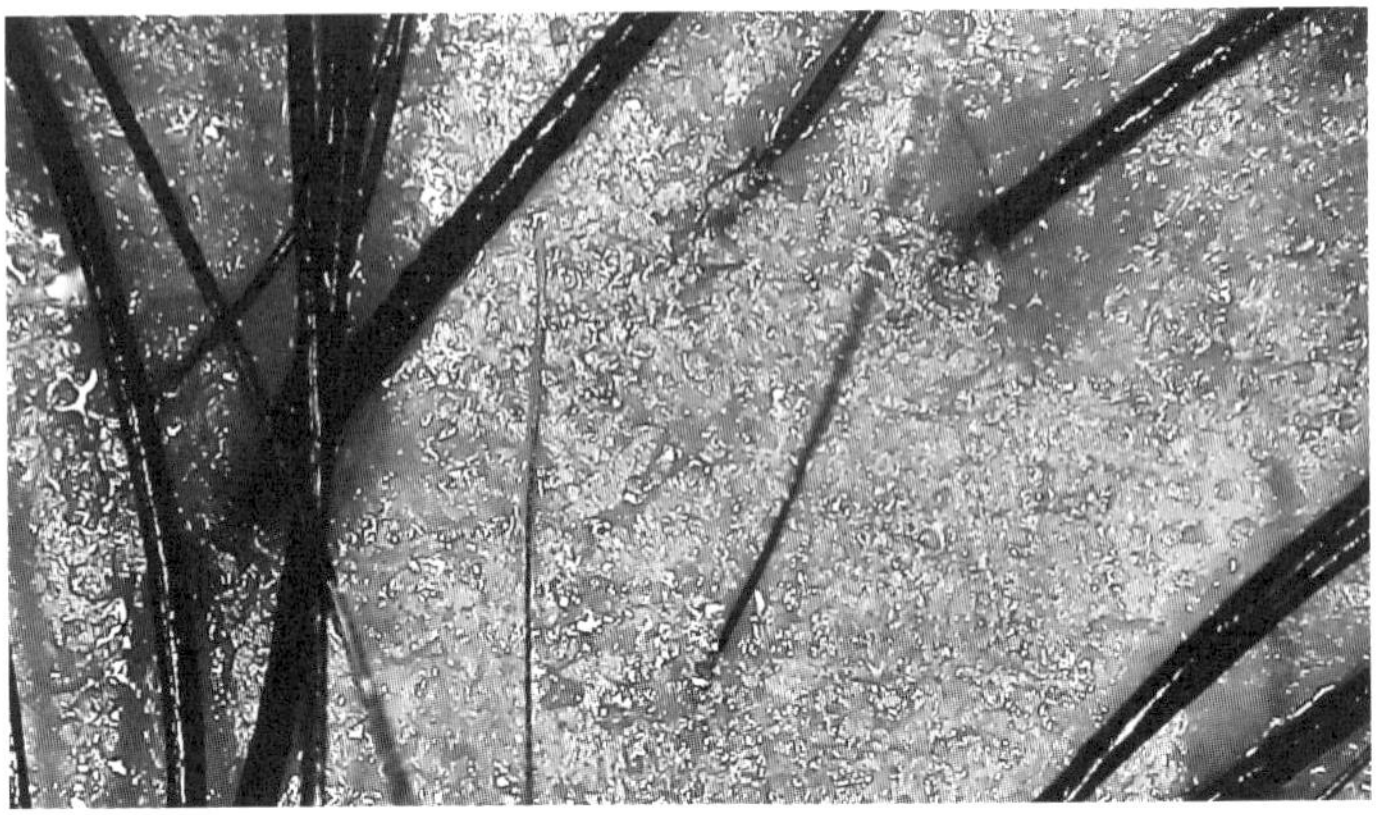

頭の毛穴をスコープで撮影したもの。サロンに来店する方の99%が、毛穴が詰まっている状態です。1回で詰まった汚れを洗浄できる場合もあれば、落とし切れない場合も。キッチンの換気扇の汚れを想像してもらうとわかるように、汚れは時間がたつと酸化して落ちにくくなります。

期』と呼びます。

この毛周期は4つの期間にわかれています。まずは『成長前期』といって、毛根にある毛母細胞が活発になって、毛が育ち始める時期です。次に、毛が伸びる『成長後期』、その次に『退行期』といって、毛の成長がストップし、抜け落ちる準備を始める時期がきます。

この毛周期の中で4番めにあたる時期が、『休止期』です。抜け落ちてから新しい毛が生えてくるまでの待機期間が存在します。髪の生えない期間が発生する『休止期』は、誰にでもあるものです。

しかし、この待機期間がもともとの期間よりも長くなる、または生えてくる髪の量が少ない状態が続くと、薄毛という、髪がない状態になってしまいます。しっかりと髪が育つ前に抜け落ちてしまうことや、頭皮の血行不良やホルモンバランスの乱れが原因と考えられます。

血流が悪くなると、必要な栄養素が毛根に届きにくくなりますし、毛穴が詰まっていても正常な髪が育ちません。毛穴詰まりは、シャンプーや整髪料と皮脂が混ざり合った油溶性のものです。ですから、クレンジングオイルを使ってしっかりと汚れを浮かせて、洗髪を行うべきなのです。

このようなことから、**毛穴詰まりを解消して、頭皮の血流を良くすることが大切**だということがわかります。

25

新事実！女性ホルモンと薄毛の関係

毛周期の乱れの原因のひとつとして挙げられる、「女性ホルモンの乱れ」についてお話しします。一般的には、年齢とともに女性ホルモンが減るために薄毛になると言われています。しかし、原因はそれだけではありません。

髪に関係する女性ホルモンは〝エストロゲン〟と〝プロゲステロン〟。エストロゲンは女性らしい身体や髪の毛、肌、自律神経に関わるのが特徴で、別名「美のホルモン」とも呼ばれます。もうひとつのプロゲステロンは受精卵が着床しやすい状態へと子宮内膜を安定させるために、排卵直後から分泌量が増加します。

エストロゲンは美しい髪をつくりだす働きを、プロゲステロンは毛周期（ヘアサイクル）の成長期を維持する働きをもっています。ふたつとも女性の美しい髪を維持するためには欠かせません……と言われますが本当にそうなのでしょうか。

更年期後の女性ホルモンは限りなくゼロに近くなることがわかっています。では、**更年期後の女性はみんな薄毛になっていますか？**。

私が見ている限り、女性ホルモンだけでは薄毛改善は難しいと思っています。

66歳のお客様は、医師から「女性ホルモンがゼロ」と言われ、50代前半で女性ホルモン用のシールを処方されました。しかし薄毛には効果がなかったそうです。次はミノキシジル入りの女性用育毛剤、その次はパントテン酸カルシウムのサプリメント、マッサージ、シャンプー、いずれも何の変化もなし。

途方に暮れていたところ、私のサロンにたどり着きました。たった1度の施術で「2〜3週間で、いままで生えていなかったところに黒い毛が生えてきた」と言うのです。

私が行ったのは、骨格矯正とヘッドスパのみ。骨格矯正で身体の内側から、血液、リンパ液、脳脊髄液《せきずい》の循環を促し、ヘッドスパで頭皮環境を整えただけです。つまり、女性ホルモンだけが薄毛に関係しているわけではないということです。女性ホルモンがゼロでも、遺伝だと思っていても、**全身の循環を良くすること、頭皮ケアをすること。**この2つを実行することで、結果を出せているのです。諦めないでください。

26

健康的な見た目と髪の毛の親密な関係

私のサロンには毛細血管をチェックできる機械があります。薄毛の方は血流が悪い傾向にあり、指先の毛細血管の数が減り、流れが良くない方ばかりです。血行不良が髪や頭皮に良くないことは当たり前ですが、そのほかの健康面にマイナスに働かないわけがありません。実際、私のお客様で身体の歪みが強かった方は、毛髪だけではなく糖尿病にも悩んでいたり、不妊治療をされていたりする方も多かったのです。顔色が悪い方もいます。血流が悪くなったときに不調がどこから出るかは、人によって違います。それが遺伝なのかなと私は認識しています。

ストレスが髪に出ると円形脱毛症になる方もいますし、胃潰瘍やじんましんが出たりする方もいます。弱いところに症状が出るのでしょう。

髪の役割には、体内の不要なものを外に排出するという働きがあります。たとえば、体内に重金属や麻薬の成分がないかという検査も、毛髪で行う場合があります。すなわち、**髪がないと排出できる力が弱まる**ことを意味しますよね。臓器ではないけれども臓器のような働きをしている、と言っても過言ではありません。

そのようにとらえると、髪がなくなることは、内臓をひとつ失うような感覚です。薄毛はそこまで重大なことではないにしろ、役割があるというのは意味があることだと私は考えています。髪は身体にとって必要だから存在しているのでしょう。必要ないなら、きっとはじめからついていないはずです。

どんな医学書のイラストを見ても、人間の身体は左右対称に描いてあります。人間はよくできていて、骨格が歪んでいくと肩コリなどのサインを出して、身体が脳に知らせます。怪我をしたら「痛い」、冷たいものを触ったら「冷たい」と認識させるようなものです。**「髪が減ってきた！」というのも、身体のサインのひとつ**だと思いませんか。そのサインを見逃さずに、早め早めに対処していけるようにしたいですよね。

悩んでいないときは髪のありがたみがわかりません。健康を取り戻す意味でも、薄毛ケアはきちんと行いましょう。

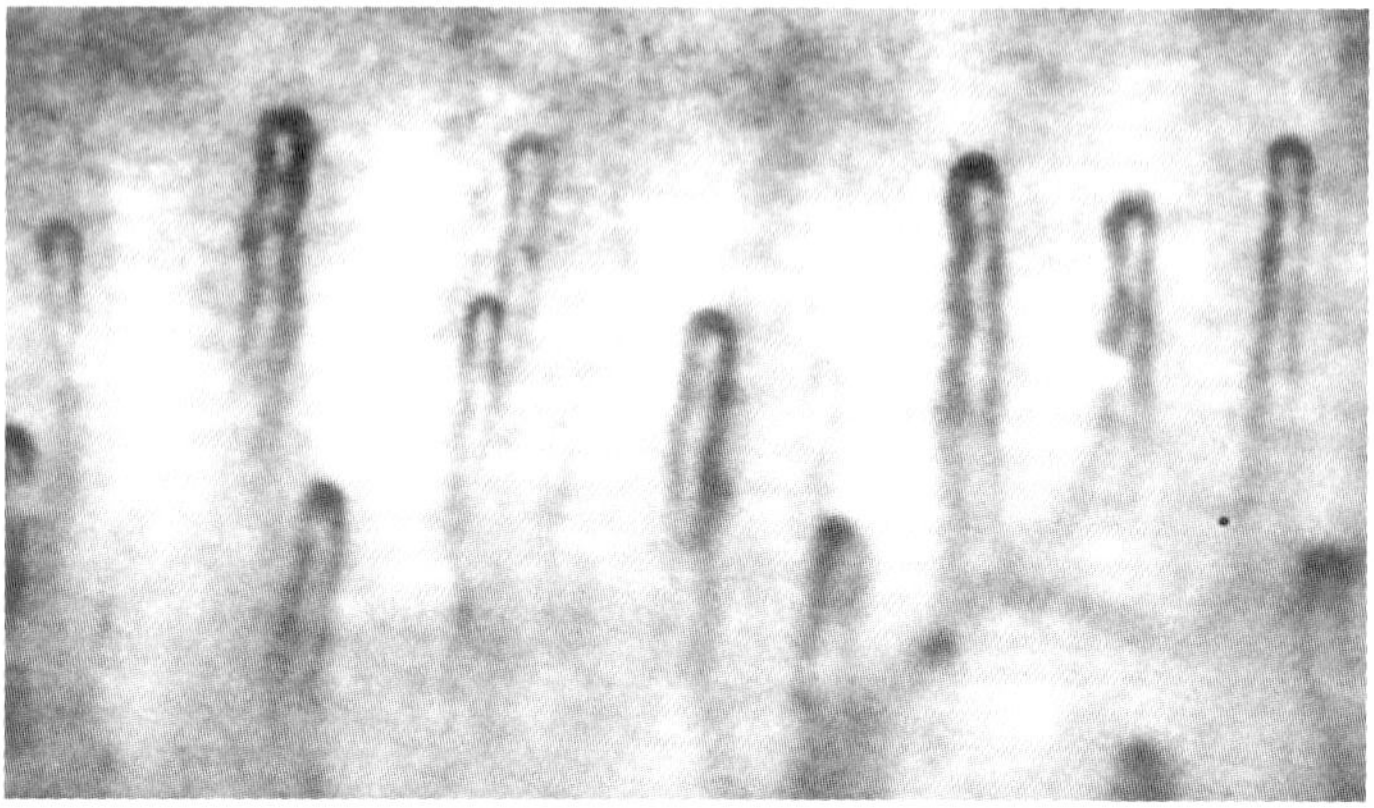

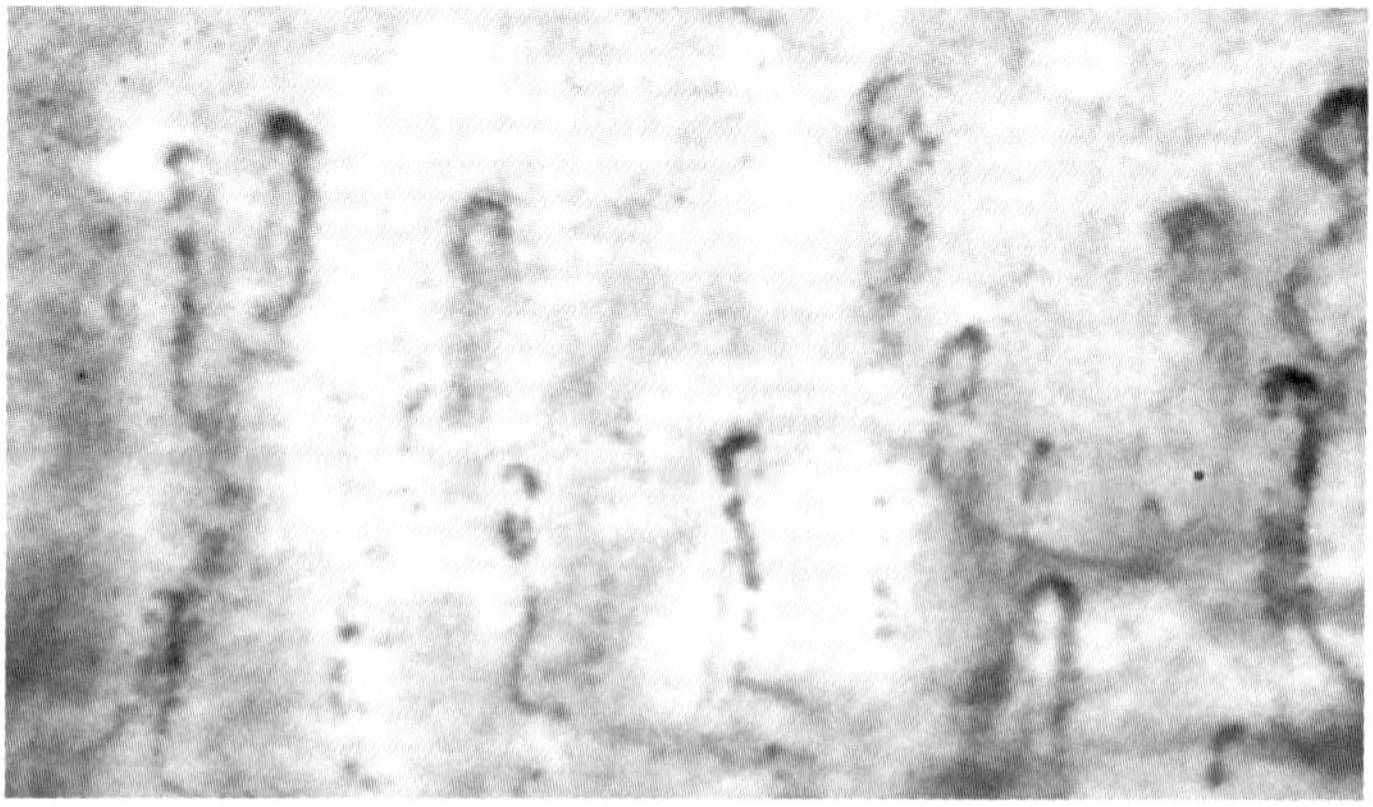

線状に見えているのが毛細血管です。上の画像は、太さが一定の毛細血管で、下の画像が不揃いな毛細血管になります。上の画像のように、数がたくさんあって、大きさが一定の状態が理想です。

27

骨格が歪んでいると血流が悪くなり自律神経も乱れる

身体が歪むということは、骨や筋肉、内臓までが、本来あるべきところにないということです。この状態になると、血流が悪くなり、脳からの神経伝達もうまくいかず、遅れます。つまり、**身体が本来もっている機能が低下する**ということなのです。

自律神経は全身に分布していて、交感神経と副交感神経のふたつに分けられます。身体の歪みによってそのバランスが崩れ、肺に空気を取り込みにくくなり、呼吸が浅くなると考えられています。

順を追うと、自律神経が乱れると呼吸が浅くなり、酸素が減ります。すると、髪の成長に必要な酸素と栄養素が十分毛根まで行き届きません。髪をつくり出す毛母細胞に酸素補給がうまくできず、毛母細胞が次第に弱っていきます。その結果、髪が抜けてしまったり、髪が細くなったりするというのがメカニズムです。

人間は血液に酸素や栄養をのせて全身に運んでいますが、髪の毛や爪はほかの臓器などに比べると、すぐに命の危険につながるわけではないので、どうしても、後回しになります。

髪がなくなったからといって病気になるということはありませんが、入院したときなどは、医師が爪の健康状態を見て体調を判断したりしますよね。**内臓の機能が低下すると、いちばん最初に症状が出る**ことから、髪の毛や爪の状態は健康状態の目安になるのです。

28

薄毛どころか全身の健康に関係する！仙骨の重要性

みなさんは仙骨という骨が、どんな働きをしているのかご存じでしょうか。仙骨は骨盤の中心にある骨で、正面から見ても、後ろから見ても、上下左右から見ても、身体の中心にある骨です。尾骨《びこつ》の上に位置しています。この骨が実はとても重要な役割をもっているのです。

仙骨は背骨を下から支えている骨で、土台のような存在のため、人工骨では代用ができないとされています。実は中枢神経（脳や脊髄）を支え、末梢神経（自律神経）の働きやバランスを支える骨でもあるのです。「仙人の骨」と書くのも、納得できますよね。ちなみに英語では、「sacrum」「sacred bone」と呼ばれており、「聖なる骨」という意味をもちます。

仙骨が支えている背骨（脊柱）は、脊髄という神経の束を包んでいます。脳からの指令を全身へ送っているわけですから、**背骨が歪んだままでは、薄毛ケアどころか、全身の健康に影響**があります。

また、**土台である仙骨のバランスが崩れた状態だと、背**

骨がまっすぐになるわけがありません。これらのことから、かなり重要な骨であることがおわかりいただけると思います。０・数㎜の傾きの違いでも体調が違ってきますし、スポーツ選手の中には、パフォーマンスに影響するからと、この仙骨の調整をする方もいます。

仙骨から出ている神経を仙骨神経叢《そう》と呼びます。その中に陰部神経という神経があり、陰部や骨盤底に向かって伸びていて、泌尿器系や生殖系につながっているのです。

このことが直接かかわりがあるかどうかはわかりませんが、不妊治療で長年通院しても子宝に恵まれなかったお客様が、私のサロンでの数回の施術のあと、妊娠・出産できたことはただの偶然ではないと思っています。

この仙骨についても、１６８ページからの骨格矯正エクササイズで整えていきますので、安心してくださいね。

コラム

身体が柔らかくても、肩や腰が凝っている

身体が歪んでいる人の多くは身体が硬いと思っていました。ところが先日、サロンに来てくださったバレエを続けている60代の方は、腰や肩が凝っていたのです。

前屈をしてもらうと、手がペターッと床について、柔軟性は確かにあります。それでも、**肩、腰には凝りがあって、頭皮も硬い**のです。

原因はやはり、身体の歪みです。年齢を重ねると股関節やひざも動きが悪くなってきます。また、ヨガ講師の方、学生時代に新体操をしていて身体が柔らかいお客様も同様でした。

それらを解決するのが、この本でご紹介する、エクササイズをはじめとするセルフケアです。セルフケアを徹底していただくことで、薄毛改善が見込めます。毎日のセルフケアは身体の柔軟性に関係なく、継続してくださいね。

第5章

頭皮のケアが最強の薄毛ケア

本章では、具体的な頭皮ケアの方法をお伝えします。自分の頭皮環境がどのタイプかも見極めてください。

チェックリストで診断！　あなたの頭皮は何系？

頭皮環境が乾燥性か、脂漏性《しろう》か、それとも問題ないか、チェックリストに回答をして確かめてみましょう。

脂漏性の頭皮チェック項目　生活習慣食生活編

□高脂肪の食事を頻繁に摂っている（例：揚げ物、ファストフード）
□甘いものや糖質が多い食品をよく食べる（例：ケーキ、菓子、ジュース）
□パンや麺類を頻繁に食べる
□アルコールの摂取量が多い（週に数回以上飲酒する）
□夜更かしや睡眠不足が多い（1日5時間以下の睡眠が続く）
□ストレスを多く感じている（仕事や家庭でのストレス）

□食物繊維が不足している（便秘気味）
□食事の時間が不規則（遅い時間に夕食を摂る、食事時間がバラバラ）
□脂っこい肉類をよく食べる（豚肉や牛肉など、脂肪分の多い肉を好む）
□運動不足（週に1回も運動しない）
□小鼻に赤みがある（脂性肌）
□毎日スタイリング剤を使っている
□お風呂上がりにドライヤーですぐに乾かさない

チェックの数が……0～2　脂漏性のリスク小
チェックの数が……3～7　脂漏性のリスク中
チェックの数が……8～13　脂漏性のリスク大

／13

乾燥性の頭皮チェック項目　生活習慣食生活編

□食事に脂質が少ない（油を避けすぎている、脂質の少ない食事が多い）

□パンや麺類を頻繁に食べる（お米の量が少ない）

□乾燥した環境で長時間過ごす（エアコンの効いた部屋に長時間いる）

□アルコールをよく飲む（アルコール摂取で脱水症状を引き起こすことも）

□睡眠不足や不規則な生活（回復力や代謝が低下）

□洗浄力の強いシャンプーを使っている（頭皮の油分が奪われる）

□化学的な整髪剤を頻繁に使用する（頭皮が刺激を受けやすい）

□食事にタンパク質が不足している（髪や肌の成長に必要な栄養が不足）

□頻繁に紫外線を浴びている（頭皮が乾燥しやすくなる）

□ストレスを強く感じている（ホルモンバランスが乱れ、皮脂分泌が低下）

□長時間ドライヤーで乾かしている（熱風による乾燥）

□硬水地域に住んでいる（水質による頭皮の乾燥）
□シャンプーのすすぎをしっかり行っていない（頭皮に洗剤が残る）
□頻繁にパーマやカラーリングを行っている（頭皮にダメージが蓄積）
□乾燥肌やアトピーの体質がある（全身が乾燥傾向にある）
□食事の時間が不規則で栄養が偏りがち
□短時間のシャワーで済ませることが多い

チェックの数が……0〜4　乾燥性のリスク小
チェックの数が……5〜10　乾燥性のリスク中
チェックの数が……11〜17　乾燥性のリスク大

／17

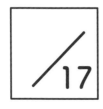

脂漏性の頭皮チェック項目

- □頭皮が常にベタついている
- □髪を洗ってもすぐにベタつきを感じる
- □頭皮にかゆみがあることが多い
- □頭皮にフケが出やすい
- □頭皮が赤みを帯びている
- □頭皮に吹き出物ができやすい
- □頭皮が光って見えることがある
- □気温や湿度が高いと、頭皮がさらに脂っぽく感じる

／8

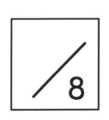

脂漏性の頭皮チェックの数が……0〜2　問題なし
脂漏性の頭皮チェックの数が……3〜6　隠れ脂漏性頭皮
脂漏性の頭皮チェックの数が……7〜8　脂漏性頭皮

乾燥性の頭皮チェック項目

□頭皮がつっぱる感じがすることが多い
□よく頭皮のかゆみがある
□乾燥した白くて細かいフケが出る
□頭皮に痛みを感じることがある
□シャンプー後すぐに乾燥してかゆくなる
□冬場や乾燥した時期に特に症状がひどくなる
□頭皮に柔軟性がなくて硬い
□髪の毛がもろく、切れ毛や枝毛が増えている

／8

乾燥性の頭皮チェックの数が……0〜2　問題なし
乾燥性の頭皮チェックの数が……3〜6　隠れ乾燥性頭皮
乾燥性の頭皮チェックの数が……7〜8　乾燥性頭皮

※ただし、脂漏性、乾燥性いずれも簡易チェックなので正確に知りたい場合は、サロンなど専門的な場所でチェックしてください。

29

毛穴詰まり解消に！オイルを使って頭皮クレンジング

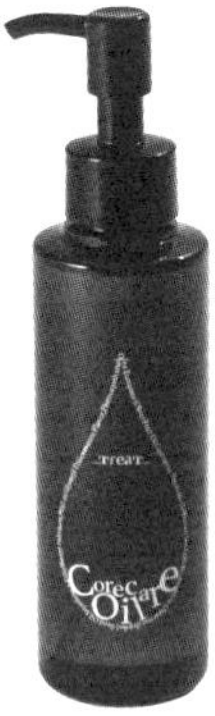

TreaT（トリート）／ AC クレンジングオイル 145ml 4,700円（税抜）
シャンプー前の頭皮クレンジングに使用するオイルクレンジング。油溶性の汚れをオイルで浮かせて、お湯で乳化させてからすすぎを行います。1回のシャンプーでスッキリ落とせます。
※204ページの2次元コードから購入が可能です。

顔はクレンジングをしていても、頭皮のクレンジングをしている人はほとんどいないようです。油溶性のメイクはクレンジングでしっかり落としますよね。顔も頭皮も1枚皮なので同じととらえてください。

なぜオイルなのかというと、いちばん馴染ませやすく、**油は油で落とすのがやはりよく落ちる**のです。できるだけ負担なく汚れが落ちてくれればいいですよね。

オイルの状態だと扱いやすいという理由もあります。顔には髪のよう

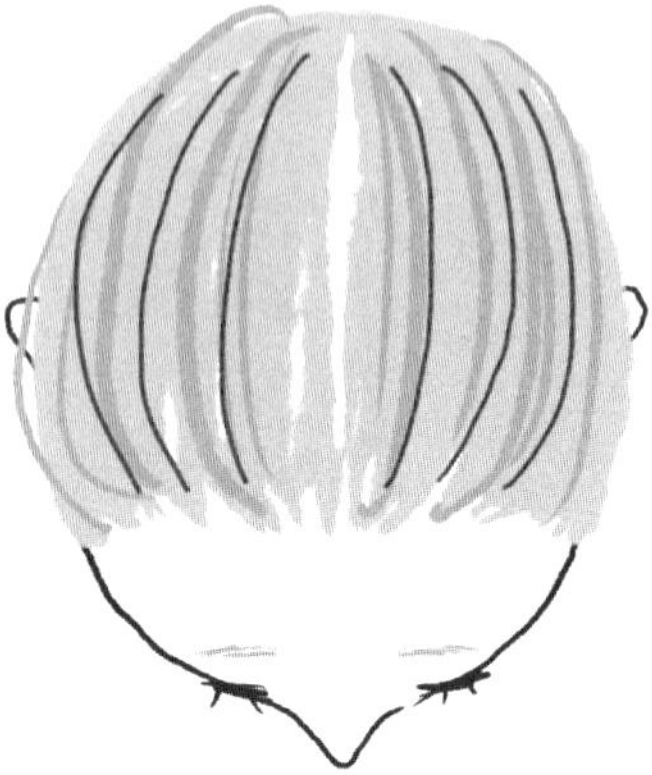

6本の線で分けるように、クレンジングオイルをつけて、汚れを浮かせます。この工程を丁寧にすることで、汚れ落ちが格段に良くなります。

な毛がないので、オイル以外のタイプでも使いやすいのですが、頭皮は髪が邪魔するので、バームなどでは頭皮につけづらいことは想像できると思います。**理想はサラサラ寄りのオイル。**お湯で乳化して落とせるものがいいでしょう。

私がＹｏｕＴｕｂｅで「オイルクレンジングがいい」と言っているのを見てくださって、食用オリーブオイルを髪につけてサロンに来た方もいました。ところが、毎日のシャンプーで油分をとり切れておらず、ベタベタになっていました。

この状態が積み重なると頭皮環境を悪化させるので、決して食用のオリーブオイルは選ばないでください。

クレンジングは髪が乾いている状態でつけていきましょう。頭に6本の線を引くように髪を分けて、頭皮全体にクレンジングを馴染ませます（※イラスト参照）。頭皮全体に馴染ませて、シャワーキャップをして、2〜3分待機。このあと、水かお湯を少しずつかけて乳化させます。最後はシャワーで洗い流してクレンジング終了です。これが終わってから、シャンプーをしていきます。正しいシャンプーの方法は、次のページでご紹介します。

一般的に、洗髪前にブラッシングをすると良いと言われますが、私は推奨していません。なぜなら、汚れ落ちにはあまり関係がない上に、**汚れた状態で髪をとかすとブラシの衛生状態も心配**だからです。また、ブラシの形状によっては、刺激にもなってしまいます。血行を改善する目的のブラッシングであるとしたら、血行が良くなったとしても、数分しか効果がありません。

30

意外な盲点、正しいシャンプーの仕方

シャンプーはとにかく摩擦をかけないように注意してください。地肌にとっても髪にとっても摩擦がいちばんよくありません。

「爪を立てずに指の腹で洗いましょう」と習ったかもしれませんが、それも間違いです。洗うときは手のひらも使います。

汚れを落とすためには、**泡立ちが重要**になってきます。できるだけきめ細かい泡をつくるために、洗顔用の泡立て器を使いましょう。

100円ショップなどで販売されているプッシュ式の洗顔用泡立て器などを使ってみてください。シャンプー適量と少しの水（セミロングで1～1・5プッシュ、お湯は手でひとすくいくらい）を入れ、10回ぐらいシャカシャカとすると、キメの細かい泡ができあがります。

次のページから、私が推奨するシャンプーの方法をご紹介します。イラストを参考に実践してみてください。ポイントは3つ。**ゴシゴシしない。泡立ててから洗髪する。1日1回、夜のみ洗う。**

STEP1 濡れた頭皮に泡をのせて耳の上から洗う

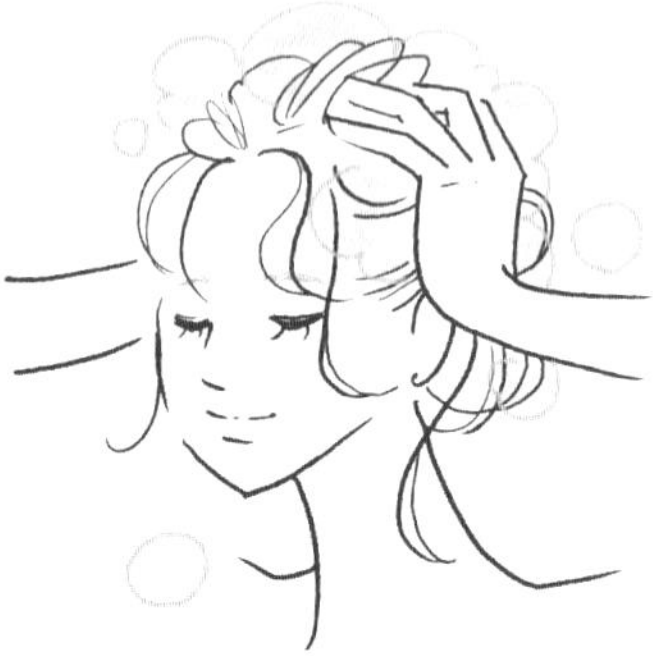

クレンジング後の濡れた頭皮に、洗顔用泡立て器でつくった泡をのせます。頭全体に行き渡ったら、耳の上の部分に手のひらを密着させ、やさしく上に向かって地肌が少し動く程度に20回もちあげるように動かしましょう。

STEP2 後ろ側を手のひら全体でもちあげるように洗う

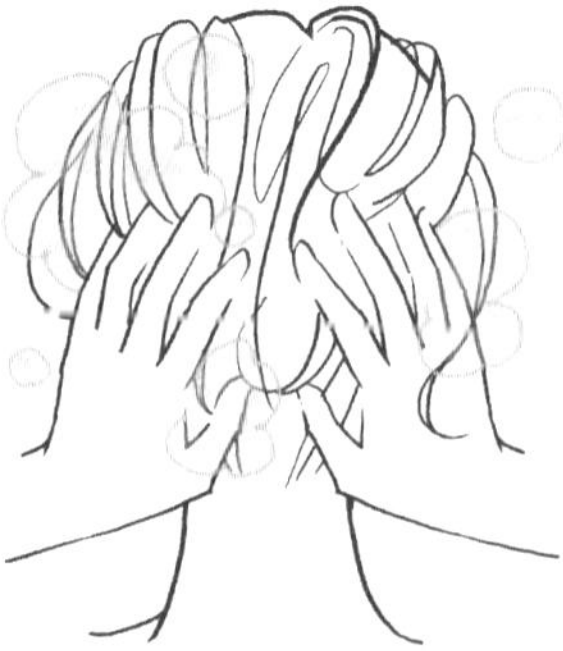

頭の後ろ側、下から上に向かって手を差し込み、頭皮に密着させます。手のひら全体を使って、20回もちあげるように洗います。このとき、STEP1と同様に摩擦が起きないように、地肌が少し動く程度の動きに留めましょう。

STEP3 前髪の生え際に指を差し込んでやさしく洗う

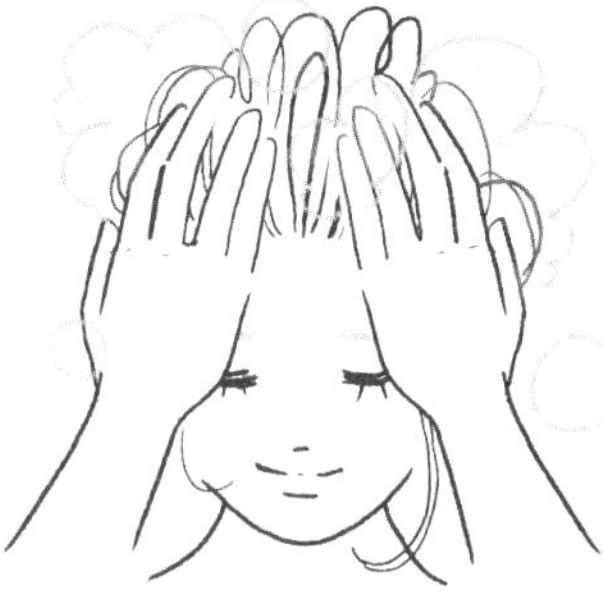

前髪の生え際から指を差し込むようにして、しっかりと手を頭皮に密着させます。つむじの方向、上に向かってやさしく20回手を動かして洗いましょう。ゴシゴシ洗うことは避けて、頭皮が大きく動かないように注意します。

STEP4 耳の前を手で包み込むように洗う

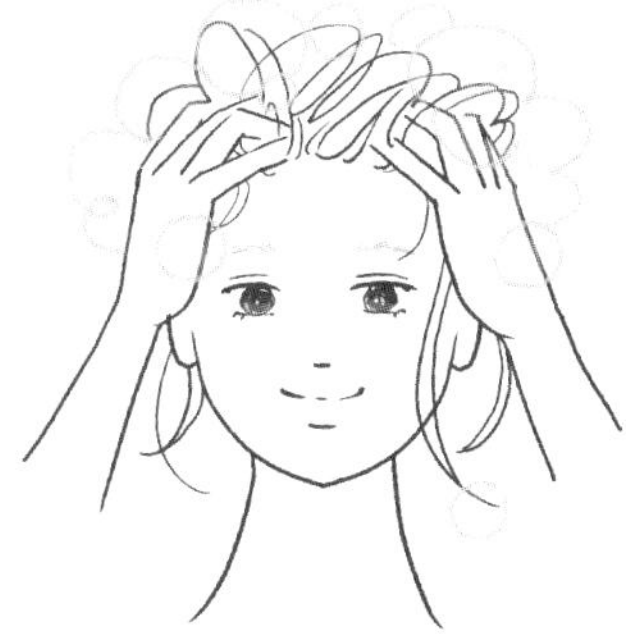

STEP1で洗った場所よりも前側（耳よりも前）、こめかみに手のひらがあたるように手を頭皮に密着させて洗います。ほかと同様に摩擦をかけないように上に向かって手を20回動かしましょう。

STEP5 たすきがけ洗いをする（右手は上側、左手は下側）

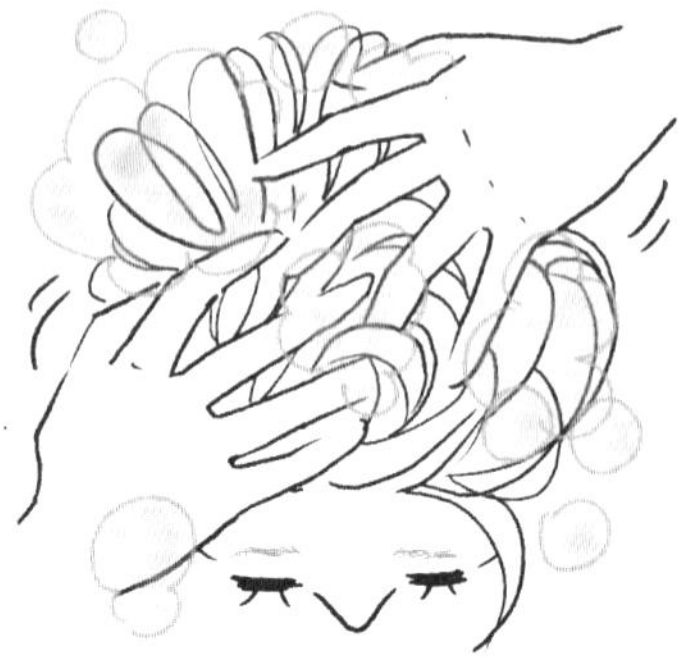

たすきがけをするように、右手を上側から、左手を下側から頭皮に差し込みます。手のひらを頭皮に密着させ、つむじに泡を集めるように20回、手を動かして洗いましょう。このときも地肌が動き過ぎないように注意してください。

STEP6 たすきがけ洗いをする（右手は下側、左手は上側）

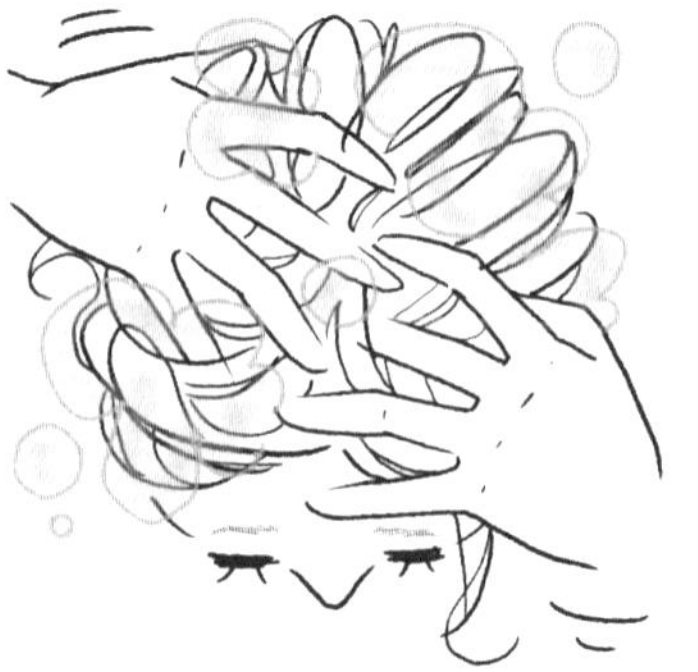

STEP5と手を反対にします。右手を下側から、左手を上側から頭皮に差し込みましょう。STEP5と同様に手のひらを頭皮に密着させて、20回動かします。最後にシャワーで泡を流します。すすぎ残しがないように入念に洗い流しましょう。

プッシュ式の洗顔用泡立て器
洗顔ネットよりも、きめ細やかな濃密泡があっという間につくれるツール。100円で気軽に買えるのもうれしい。

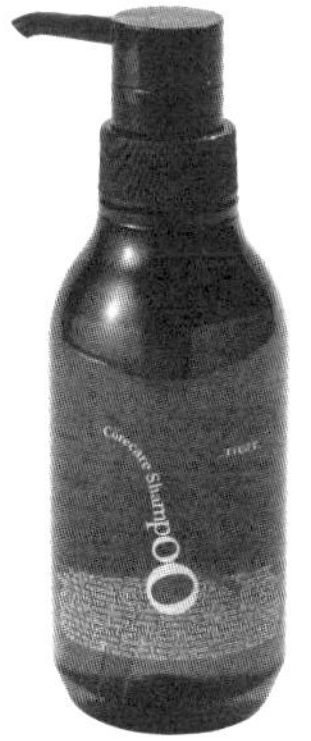

TreaT（トリート）／コアケアシャンプーR 300mℓ 13,750円（税抜）
基本的にトリートメントは不要で、顔から身体まで、全身に使えるシャンプー。
頭皮環境を整えながら、ふんわりとボリュームが出て、まとまりやすいツヤのある髪へ導きます。
※204ページの2次元コードから購入が可能です。

31

身体の中からも外からもマグネシウムを入れるといい

ミネラルの一種、〝マグネシウム〟。実は髪と頭皮のためにもぜひ摂ってもらいたい成分です。よく耳にする成分名ですが、「自宅に常備しています」という人は少ないかもしれません。

現代人は、基本的にマグネシウム不足と言われています。なぜなら、精製されている塩ばかり摂っているため、マグネシウムが足りないのです。〝マグネシウム〟は力を抜くときに必要で、反対に、力を入れるときには〝カルシウム〟が働いています。寝ているときに勝手に足がつるというのは、マグネシウム不足かカルシウム過多になっているときなのです。ベストバランスは、カルシウム2：マグネシウム1と言われています。

私が愛用しているのは、フレーク状になっている、NICHIGAの国内製造の塩化マグネシウムです。食品添加物として販売されていて、にがりとして豆腐づくりの凝固剤に使われることが多いようです。私はこれをお風呂に入れたり、ボディクリームに混ぜて身体に塗ったりしています。

お風呂に大さじ1〜1・5ほど入れると、筋肉がほぐれて身体もあたたまります。運動のあとなど脚の筋肉が硬くなっているときや、頭皮が硬くなっているときにも、マグネシウムが有効です。

シャンプーに混ぜるのもいいですが、シャンプーによっては泡立ちが悪くなることもあるので、パラパラと振りかける程度にしてください。ボディクリームに混ぜる場合は、塗る直前にマグネシウムを入れましょう。

味は苦いのですが、少し食べるのもいいでしょう。スープなどに入れると摂りやすいと思います。無理なく、できるだけ継続して摂れるようにしてください。

どの栄養素も結局はバランスです。まずは体内のミネラルバランスを整えることから始めましょう。

32

タオルとドライヤーが頭皮に大きな影響を与える

薄毛ケアを意識すると、どうしてもシャンプー選びに目がいきがちですが、実は、**ドライヤーとタオルにこだわった方が、目に見える結果が出ます**。

髪と頭皮には摩擦が良くないと、シャンプーについてのお話で申し上げましたが、乾かすときも同じです。タオルドライの際には、**決してゴシゴシこすらずに**ケアしてください。

まずはタオルです。1㎝角のタオルを水に浮かべて沈み始める時間を測定する、吸水性を調べる試験があります。その結果が1秒以内という、一般的なタオルよりも吸水性が高い「1秒タオル」をおすすめしています。ちなみに、今治タオルは同じ実験で、5秒以内に沈み始めるという基準があるそうです。

ヘアドライのためのタオルはサイズが大きめで、それをターバンのように5分巻いておくと、ドライヤーで乾かす時間を短縮できます。綿100%で、貴重な綿が使われています。化学繊維は油分を吸収し、頭皮の乾燥につながるので避け

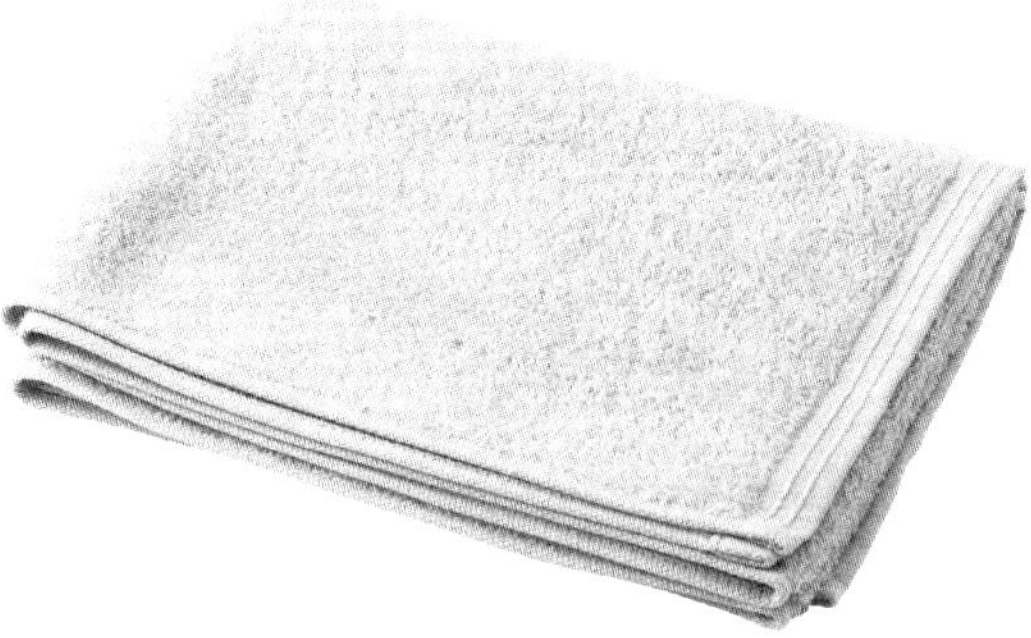

Hotman ホットマンカラー／ヘアタオル（38cm×99cm）ライトブルー 1,700円（税抜）
世界の綿花生産量の数パーセントしかない、超長繊維綿を使用。肌あたりがやさしく、吸水性に優れているため、ドライヤーの時間がかなり短縮できます。
※綿100%　※「1秒タオル」認定商品

てください。乾燥すると余計に皮脂が分泌されてしまうので、髪と頭皮のためになりません。

また、竹の繊維が入ったタオルは遠赤外線の発生量が綿やシルクの2倍と言われており、身体があたたまるため、筋肉が柔らかくなります。また、抗菌性、温熱性が高く、癒やしの繊維と呼ばれています。

そして、ドライヤーは「復元ドライヤー」をおすすめします。熱ではなく、振動で乾かすことに着目した画期的なドライヤーです。一般的なドライヤーは、近くであてるほど温度が高くなるため、ドライヤーを振りながら使うのに対し、復元ドライヤーは振らずに使用します。熱くない範囲で、できるだけ近くからじっくりあてる方法で使ってみてください。普通のドライヤーなら乾燥だけするところを、復元ドライヤーはお肌も髪の毛もうるおってくれます。

シャンプー前のブラッシングは意味がないと言いましたが、微振動が出る復元ドライヤーで風をあててから髪を洗うと、汚れ落ちが良くなります。

キューティクルを整えるためには、ドライヤーで根元から毛先に向かって風をあてます。8～9割、乾いた状態でブラシを使うといいでしょう。

33

頭皮をやさしく乾かすドライヤー使いのポイント

1. 復元ドライヤーは近くであてる

ドライヤーは、さまざまな効果が高く、乾く時間が圧倒的に短くて済む、「復元ドライヤー」を使っていただくことをおすすめします。復元ドライヤーは熱くならないので、効果を最大限に出すために近くであててください。

一般的に髪はつむじを中心に時計回りに生えている人が多いので、それに逆らう形で乾かしていきます。つむじに向かって髪を集めるような感じで、いろいろな方向に向けて乾かすといいでしょう。そうすることで、髪の立ち上がりが良くなり、分け目やつむじが目立ちにくくなります。

2. 地肌から乾かす

地肌、すなわち髪の根元から、中間、毛先の順番で乾かします。襟足の方が乾きにくいので、そこから始めて、あとはどの順番でも大丈夫です。頭皮に向かって垂直に風をあてると、根元にあたります。

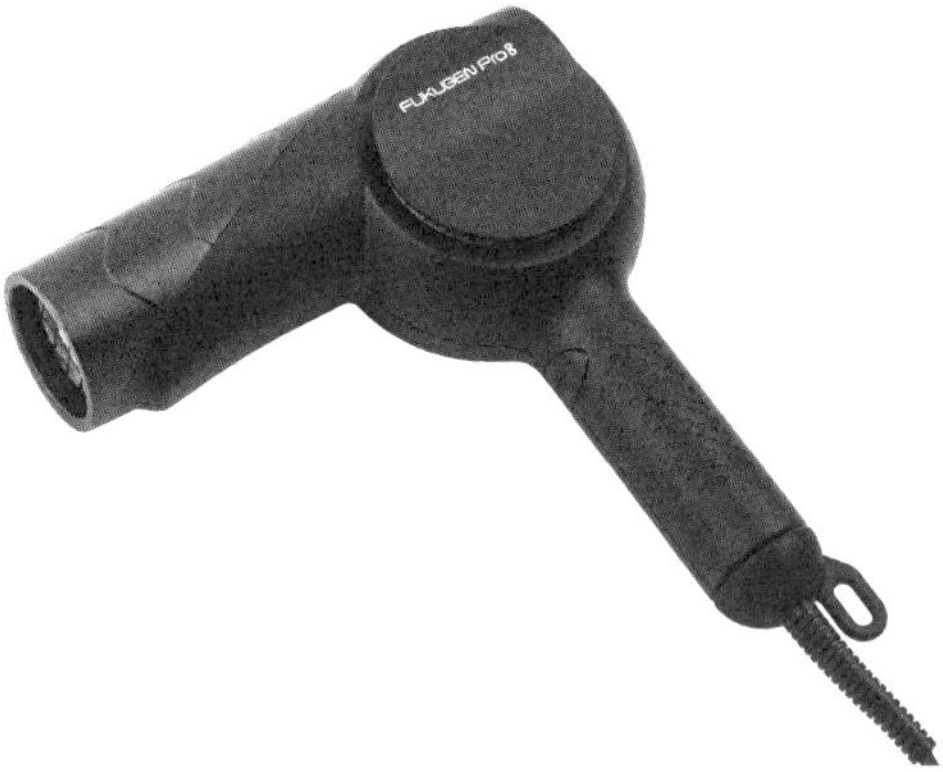

LOUVREDO ／復元ドライヤー ®Pro8 36,000円（税抜）
キューティクルを守り、地肌から健やかなうる髪になるドライヤー。テラヘルツとマイナスイオン、マイクロカレントと同じ効果が得られるマグネットフィルターが微弱電流を発生させて、血行促進。

3．濡れたまま放置しない

お風呂上がりに何十分も何時間も髪を濡れたままにする方がいますが、それでは雑菌がわいてしまいます。洗濯物の生乾きの臭いが出ている状態と同じように、菌が繁殖してしまうのです。そうなる前に、なるべく早く乾かすのがベター。菌が繁殖すると頭皮のトラブルの原因になり、かゆみや湿疹、ニオイが出てくるので要注意です。

34

シリコンシャンプーの弊害。ベタベタ頭皮を防ぐケア

頭皮がベタつく原因は大きくふたつあります。

ひとつめの原因は、単純に**シャンプーが不十分で皮脂汚れが残っている**ということです。ここ数年、洗浄力のやさしいシャンプーが流行っています。そのせいもあり、落とすべき汚れが取り切れていないことが多く、その皮脂汚れがそのままベタベタにつながることがあるのです。

ふたつめは、**シャンプーの成分自体に残留性が高いものが多く、頭皮に付着してベタベタになる**ということです。

背景には、ノンシリコンシャンプーの流行があります。シリコンの代わりに入れられた化学的な成分、または天然のコーティング剤が髪に残りやすく、ベタついてしまいます。

ノンシリコンシャンプーを使いだした当初はいいなと思っても、あとからいまひとつと感じたことはないでしょうか。髪に残った成分が蓄積していくと、ずっと油分や成分が髪に付着し続けることになるため、手触りが悪くなり、髪がまとまらなくなります。

そういった方はみなさん、自分の髪が重いことに気づいていないようです。そのため、サロンでのヘッドスパ後、付着していた成分が落ち切ったときに、髪の手触りの良さと軽さに驚かれることがよくあります。

現在、頭皮のかゆみやフケの悩みがある方も、シャンプーを変えてみた方が良いでしょう。

いま髪を触ってみて、蓄積されたベタつきや汚れがあると思われる方や、頭皮の臭いが気になる方は、上質なホホバオイルでクレンジングしてみるのもひとつの手です。そのときはしっかりと洗浄して、オイルを落としましょう。

以上のことを踏まえると、ベタベタ頭皮を回避するためには、シャンプー選びがとても重要だということがご理解いただけるかと思います。

35

髪の乾かし方が肝。乾燥を防ぐ頭皮ケア

これまでに何百人ものお客様の頭皮をチェックさせていただいていますが、乾燥している頭皮の人は、まずいません。なので、**頭皮の乾燥自体をそんなに怖がらなくていい**と思います。乾燥性のフケだと思っていても、脂漏性のフケだということも多々あります。

頭皮を乾燥させないためには、お風呂上がりはできるだけ早く乾かすことをおすすめします。私は、1秒タオルで髪と頭皮の水分を取ってから、頭皮用ローションをつけます。その後、復元ドライヤーを使って、通常の半分の時間で乾かすのがいちばんおすすめです。

復元ドライヤーでなくても、スカルプ機能のついたドライヤーを使ってください。頭皮に近づけすぎない位置で、同じ箇所に長時間あてることを避けて、熱が加わらないように気をつけて乾かしましょう。

毛先は多少濡れていてもOK。頭皮は完全に乾かしてください。雑菌が繁殖する恐れがありますから注意が必要です。

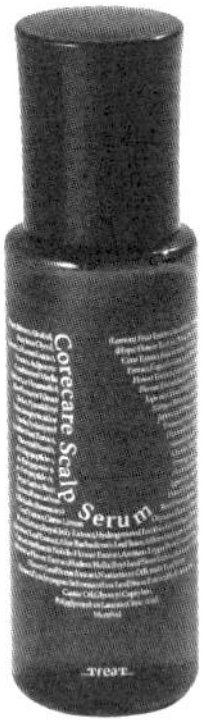

TreaT（トリート）／コアケアセラム 100ml 13,750円（税抜）
成長因子 EGF・FGF・IGF をはじめとした、頭皮環境を整える有効成分をたっぷり贅沢に配合。
※204ページの2次元コードから購入が可能です。

頭皮用ローションをおすすめするのは、顔と同じで、水分と栄養補給のためです。乾燥していると感じるところに部分的につけてもいいですし、全体に馴染ませてもいいでしょう。

ドライヤーでの乾かしすぎが心配な人は、最後の方は冷風を使うと、髪にも良いですし、冷風はキューティクルをキュッと閉める役割もあってつやも出ます。

また、外出時は日傘や帽子を使って、強い紫外線から髪や頭皮を保護してあげてください。

36

ヘアオイル、ヘアミルクで詰まった毛穴をきれいにする方法

「スタイリング剤やヘアオイル、ヘアミルクは毛先にしかつけていない」とみなさんおっしゃいます。スタイリング剤などは、頭皮には一切いい影響がないので、極力頭皮にはつかないようにする。その通りです。なのですが、よく見てみると、なぜか頭皮にもベッタリとついていることが多いのです。

おそらく、髪を洗って、乾かす前にヘアオイルなどをつけるときに、毛先につけたあと、無意識のうちに頭を掻いたりして頭皮にまでついてしまうのではないでしょうか。

ドライヤーをする際、ヘアオイルがついた手をせっけんで洗ってから髪を触る人はなかなかいないと思います。そのため、**髪の毛を乾かすときに、オイルのついた手で根元も触ってしまう**のです。自分では毛先にだけオイルをつけたつもりでも、いつのまにか頭皮についてしまい、それが原因で毛穴が詰まってしまうのです。毛穴が詰まってしまうと、正常な髪の毛の発育が妨げられてしまいます。力のない髪の毛になってしまったり、最悪の場合は抜けた後に生えてきづらくなってしまうという事態を引き起こします。**詰まった毛穴はオイルクレンジングで丁寧に汚れを浮かせて、シャンプーで洗浄する**ようにしてください。

もうひとつ、ヘアオイルやヘアミルクなどが影響する部分があります。シャンプーをするときに毛先にスタイリング剤の油汚れがあると、シャンプーの洗浄力が弱まるのです。ヘアケア剤もスタイリング剤もほとんどのものに油分が入っていますから、使わないことをおすすめします。

どうしても**ヘアケア剤やスタイリング剤を使うときは、シャンプーを2回してください**。1回めは洗浄力のあるもので毛先（髪）の汚れを落とします。2回めは頭皮ケア用の洗浄力のやさしいシャンプーを使いましょう。頭皮ケア用の方が高価なものが多いので、上手に使い分けることで、節約にもなります。

第6章

薄毛を改善する新エクササイズ

1日10分続けるだけで、薄毛の原因となる身体の歪みを改善し、血液やリンパの滞りを防ぎます。

37

歪んだ骨格が薄毛を呼ぶ

第1章、第2章でおわかりいただけたように、薄毛ケアをするにあたって、根本的に解決しなくてはいけないのは、身体の歪みです。つまり、骨と筋肉が本来のあるべきところに位置していないと、血液やリンパの流れが悪くなり、内臓の働きも悪くなります。

サロンに来てくださったお客様に私がすることはふたつです。はじめに行うのが、骨格矯正なのですが、腰骨や仙骨、頭蓋骨の位置を整えるだけで、頭皮のむくみがなくなり、頭が小さくなります。**必要な栄養素を血液に乗せて届けて、老廃物もしっかりと流すという繰り返しで、頭皮の環境もどんどん良くなる**でしょう。

お店で施術をする際、骨格矯正の後にヘッドスパを行っています。骨格矯正を行うだけでもカチカチだった頭皮がフニャフニャに柔らかくなっているのがわかります。

そして、毛穴の詰まり具合をマイクロスコープで確認し、丁寧にクレンジングをしてシャンプーをします。すると、みなさん口をそろえて「何これ⁉　髪の毛がかる〜い！」とおっしゃいます。

サロンに来るのは月に1度でも、自宅で骨格矯正エクササイズをしてくれていた方は、歪みが元の状態に戻っていませんし、薄毛ケアの効果が出るのが早いと感じます。

薄毛ケアに関わらず、身体を動かすことは健康につながりますので、無理のない範囲で習慣化していただきたいと思っています。

私が薄毛ケアに骨格矯正エクササイズを取り入れたのには、『RE:SET®』との出合いがあります。

東京都世田谷区の下北沢に、約5年（59か月）待ちの美容整体サロンがあります。冨田勝先生が開発した『RE:SET全身バランス矯正（シンメトリー矯正®）』という整体法で、悩みを繰り返さない身体が手に入るという特許取得済みの方法なのです。

私は薄毛の悩みの改善スピードを一日でも早められないかと日々研究していました。ヘッドスパで頭皮を柔らかくしても、1か月後にはカチカチ頭皮に戻っていることを解消したいと思ったのです。身体からケアをする重要性に気づき、冨田先生のもとで、0期生としてディプロマを取得しました。1か月後でもフニャフニャの頭皮をキープできていたときの感動はいまだに忘れられません。

頭蓋骨矯正、小顔矯正、骨盤矯正についてのエビデンスを取っていることからもわかる通り、施術をするとその人本来の身体に戻るため、ウエストが細くなったり、背が伸びたり、頭が小さくなったりするのです。

薄毛ケアとして通い始めていただいたお客様にも、うれしい誤算と喜んでいただいています。

スマホで身体の歪みをセルフチェックしてみよう！

自分の身体がどのように歪んでいるのか、把握することからはじめましょう。歪みは、前後・左右・高低と全方向に注目する必要があります。はじめはなかなか意識しづらいかもしれませんが、習慣づけることで、鏡を見なくても、肩の高さの違いや骨盤の歪みがわかるようになってくるでしょう。

みなさんがひとりで、なるべく簡単にチェックできる方法を考えました。

自分の立ち姿をスマホで撮影します。まず、全身が写るように、おへそのあたりにレンズがくる高さのテーブルなどにスマホを立てて置きましょう。次に、セルフタイマー撮影になるように設定。最後に、足先とうちくるぶしをぴったりつけた状態で、自分がまっすぐだと思う姿勢で立って、撮影してください。

撮影ができたら、その写真の上に格子状に罫線を引きましょう。このときに、中心線が鼻筋にくるように線を入れてください。

①正面からチェック

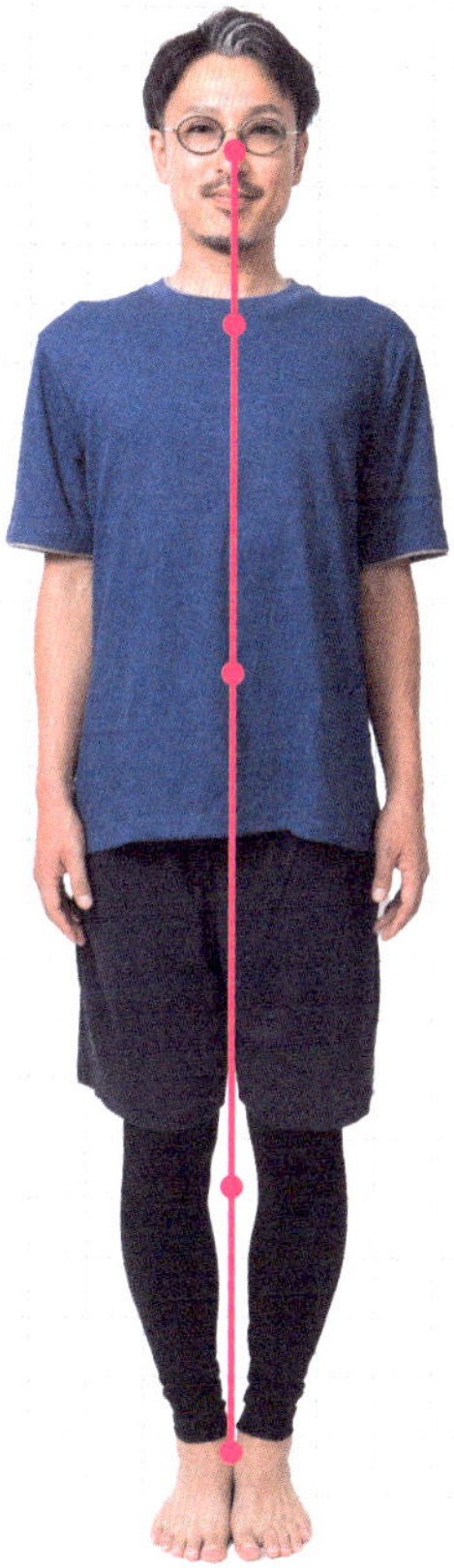

まずチェックするポイントは、肩の高さ、ウエストの高さと左右のカーブの形、頭の位置です。次に、センターラインを確認します。下から上に向かって順に、うちくるぶし→ひざの間→おへそ→鎖骨の間→鼻が一直線になっているかを確認してください。ここで歪みをチェックできたら、エクササイズを行うときの目安になります。

横から見ることで前後の歪みを確認しよう

横からチェックする場合も、正面からの撮影と同様に、つま先は閉じて、うちくるぶしをぴったりつけた状態で、写真を撮ります。くるぶしと耳の中心をセンターラインが通るように格子状に線を引いて、歪みをチェックしましょう。

PCやスマホを使う時間が長い現代人は、猫背になり、首が前に出てしまうなどのほか、骨盤が前傾になり、これまで見てきたお客様は100％「反り腰」になっていました。

一見、正面から見てまっすぐでも、肩が内側に巻き気味で姿勢が悪かったりすることもあります。必ず、横からのチェックも行いましょう。

また、エクササイズを行う前後に前屈と後屈をして、柔軟性の違いを確認しておくこともおすすめします。

②横からチェック

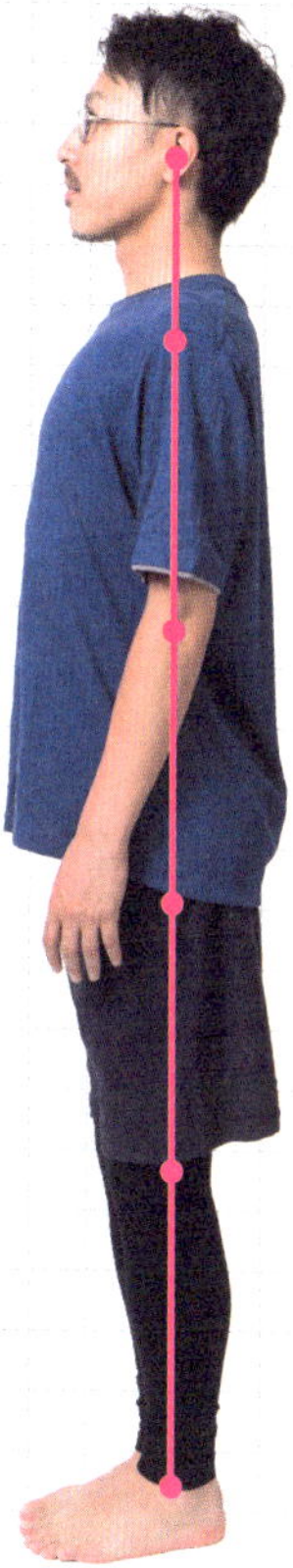

下から上に向かって、くるぶし→ひざ→大転子→ひじの真ん中→肩の真ん中→耳の穴が一直線に並んでいるかどうかをチェックしましょう。首が前に出ていないか、巻き肩になっていないかをチェックし、骨盤は前傾または後傾になっていないかを確認してください。

③前屈でチェック

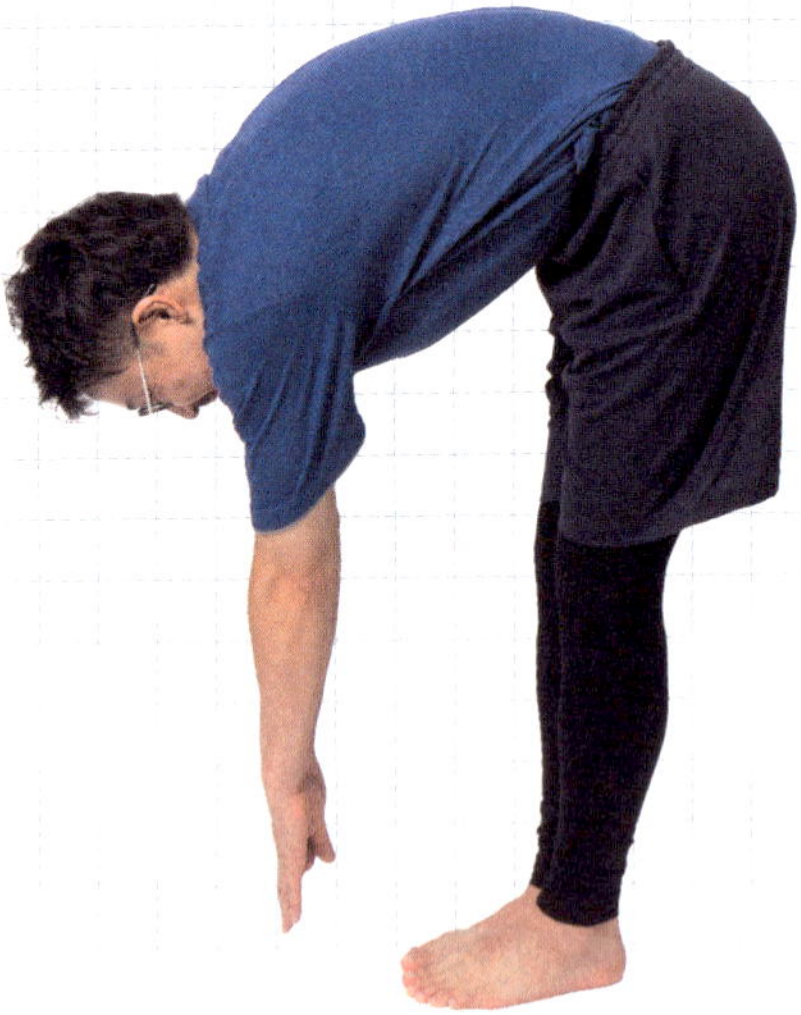

エクササイズを行う前と後に前屈をして、柔軟性の違いを比較しましょう。あと何cmくらいで床に指がつきそうか、確認してみてください。柔軟性がある身体の方が巡りが良くなるため、薄毛リスクが下がります。

④後屈でチェック

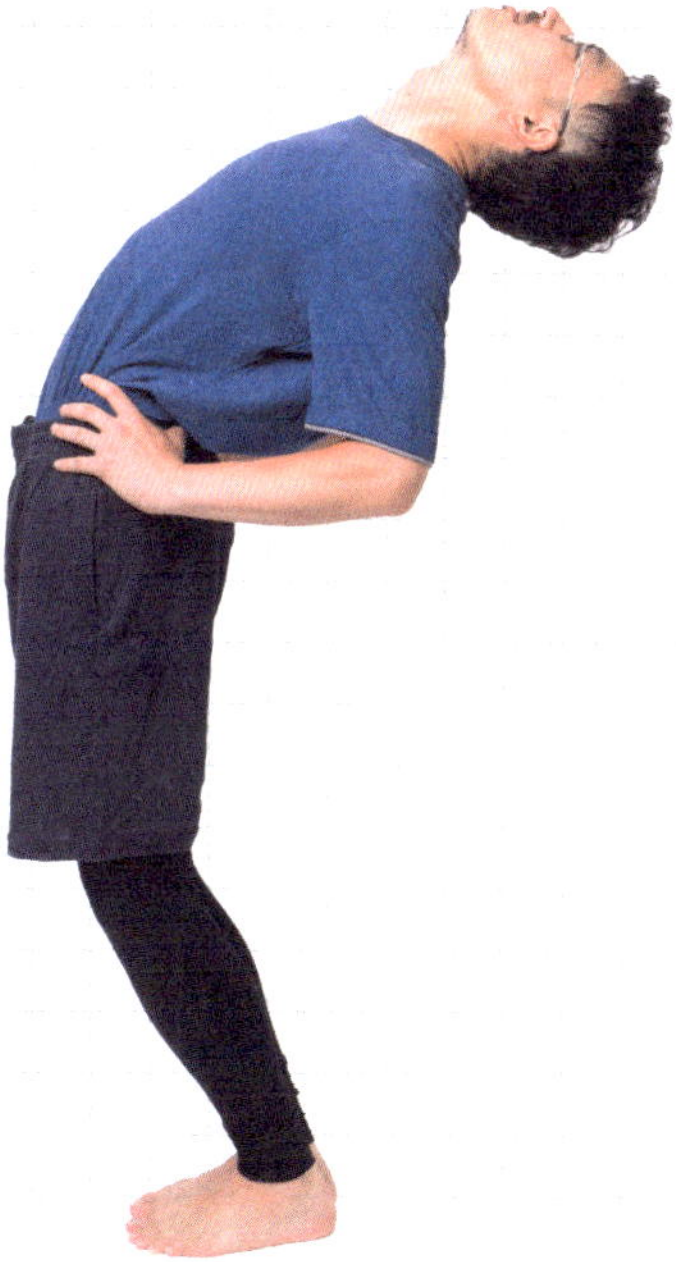

後屈でも柔軟性をチェックしておきます。どこまで景色が見えるかで、身体の反り方を覚えておくといいでしょう。前屈と併せて、エクササイズの前後で違いをチェックしてみてください。

動画で見られる！　そのほかのセルフチェック方法

そのほかにも、ケアを続けることで、変化が見られる箇所があります。正しくエクササイズが行えているかどうかの判断基準になりますので、ぜひチェックしてみてください。それぞれのチェック方法は、スマホなどで2次元コードを読み込み、ＹｏｕＴｕｂｅより動画を再生して確認してみてください。

⑤顔のバランスセルフチェック

⑥肩の内巻きセルフチェック

⑦身体のねじれセルフチェック

1日10分続けてみよう!

自宅でできる骨格矯正エクササイズ

毎日続けていただきたい、骨格矯正のための運動をご紹介します。できるだけ朝晩実践していただくと効果が出るのが早いです。全部できなくても、いくつかを選んで無理なく続けましょう。

1

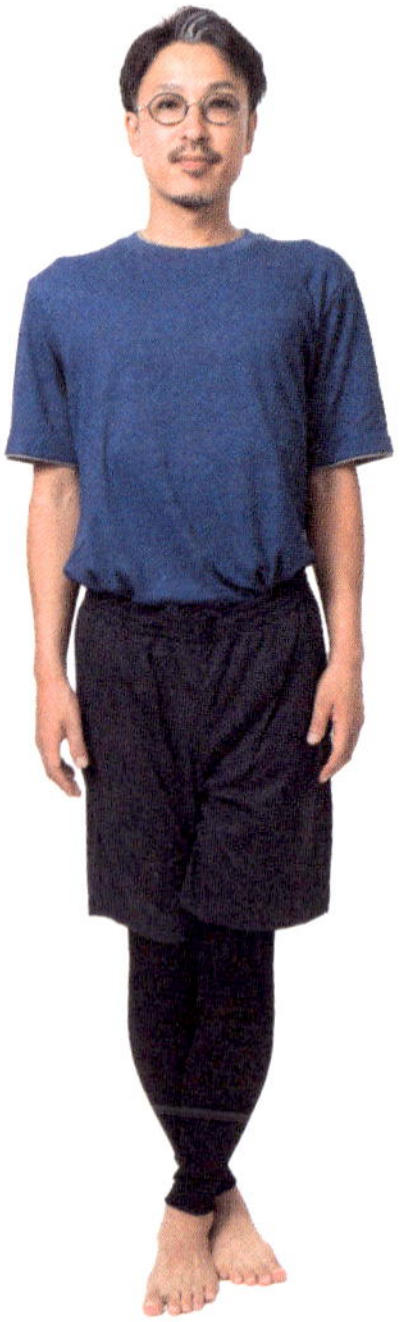

足をクロスしてひざを曲げるエクササイズ

同じ動作をして「ひざが曲がりにくい」「腰が痛い」と感じる方の足を前にクロスして5回→反対の足を前に5回→骨盤が低い方の足を前に5回(計15回)

①足をクロスする

まっすぐ立った状態で、骨盤が下がっている方の足(写真では左足)を前にして足をクロスします。左右の足の小指側の側面をぴったりつけて立ちましょう。

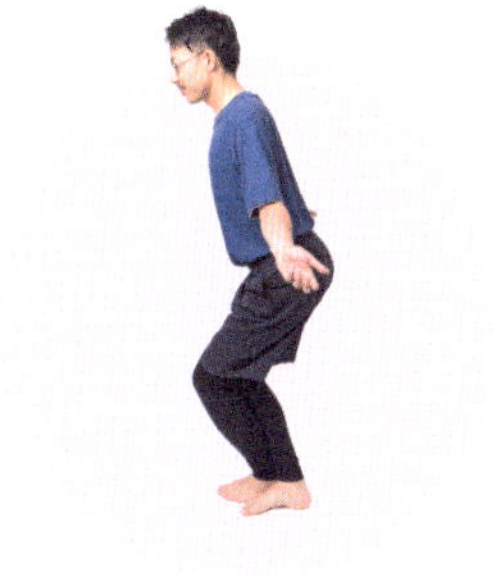

こうなるとNG!

前かがみにならないように注意してください。正しいフォームで行わないと、逆効果になる可能性もあります。

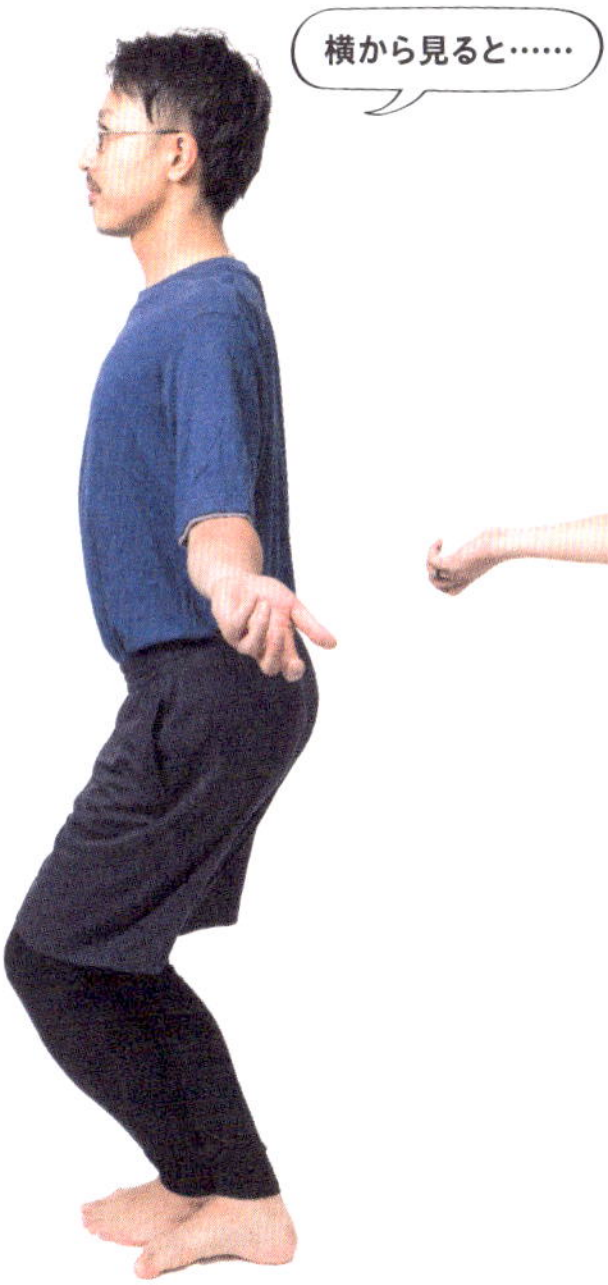

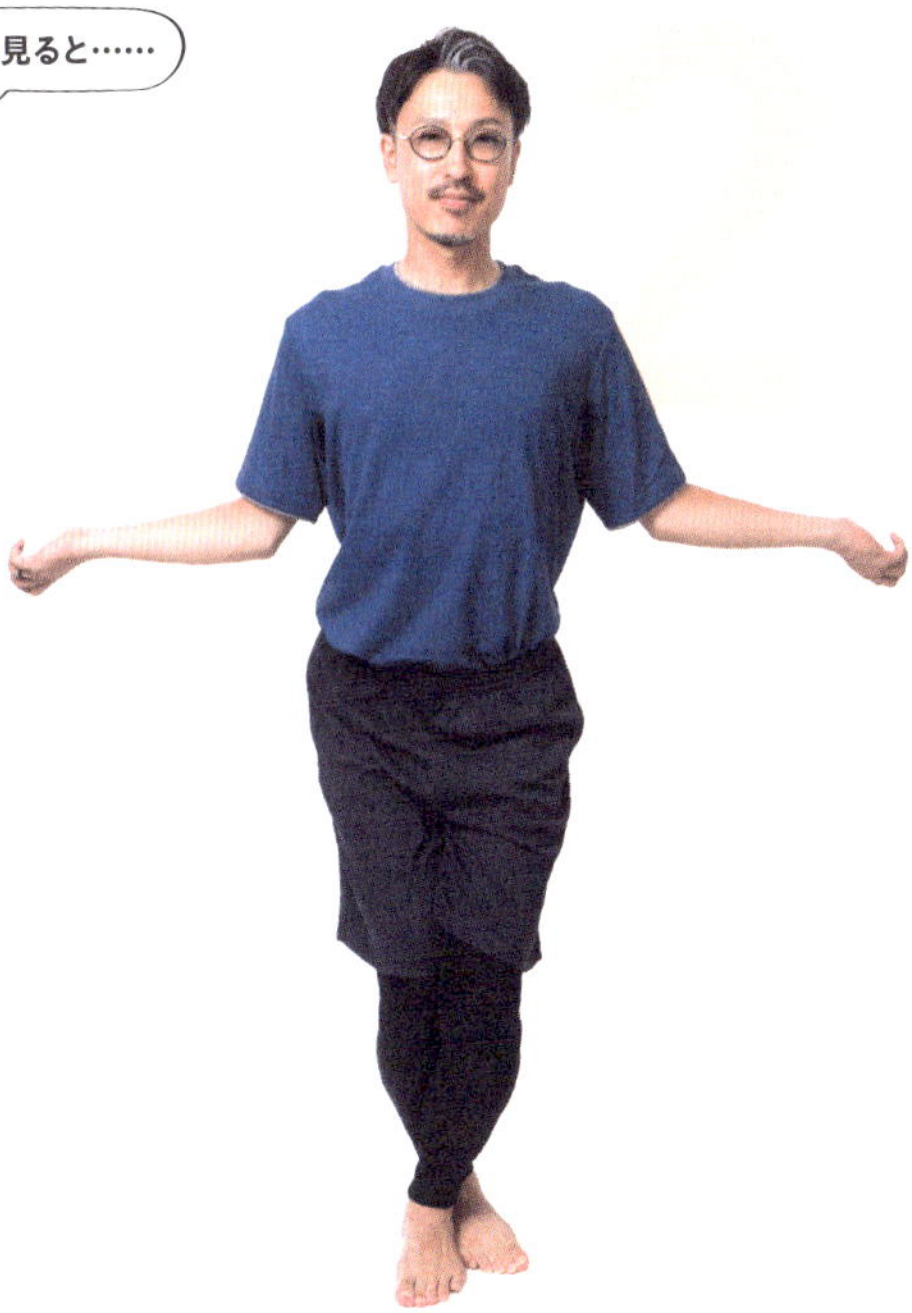

②ひざを曲げる

ひじを90度に曲げて腕を開き、息をゆっくりと吐きながら5秒かけてひざを曲げ、腰の位置を低くしていきます。5秒経ったら、今度は息を吸いながら5秒かけてひざを伸ばし、元の姿勢に戻ります。ひざはまっすぐ下に降ろすように曲げましょう。ひじは前に出てこないよう注意してください。

おしりのエクササイズ

座った状態で足の裏同士を合わせて、ひざが床から離れている方の足を引き寄せて5回→反対の足を引き寄せて5回→骨盤が低い方の足を引き寄せて5回（計15回）

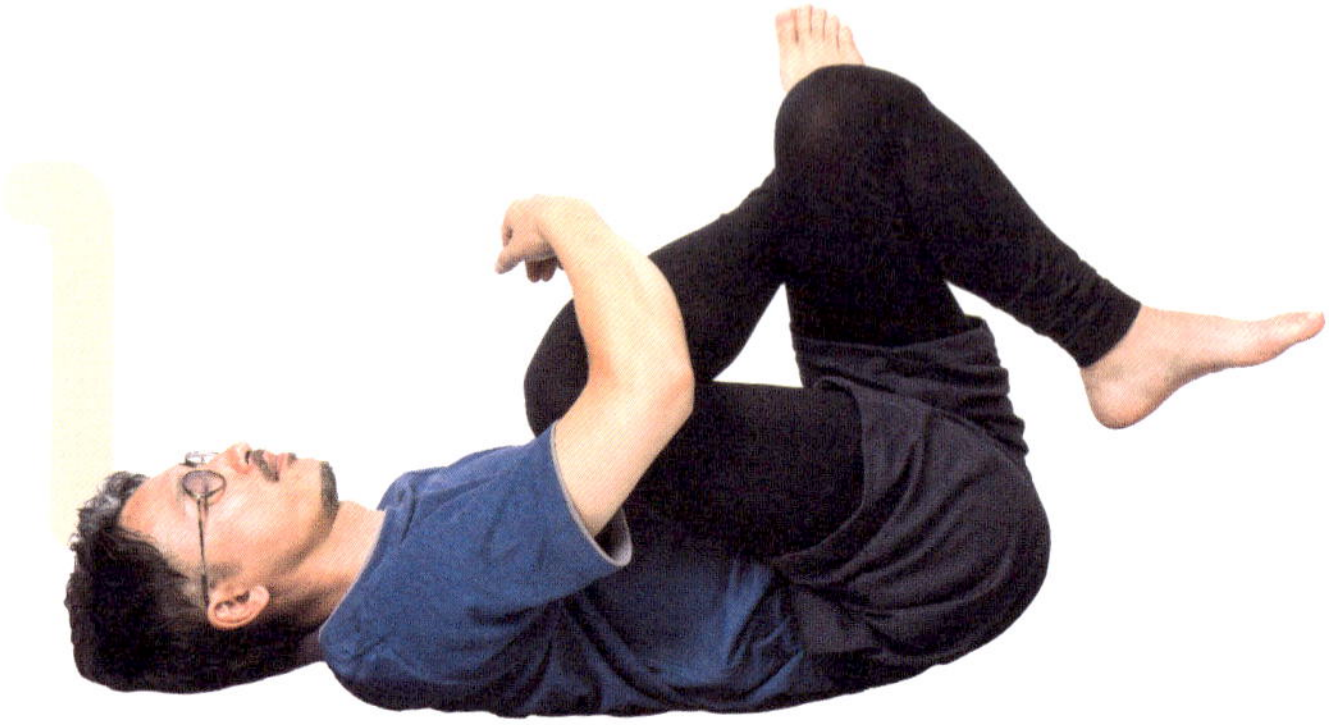

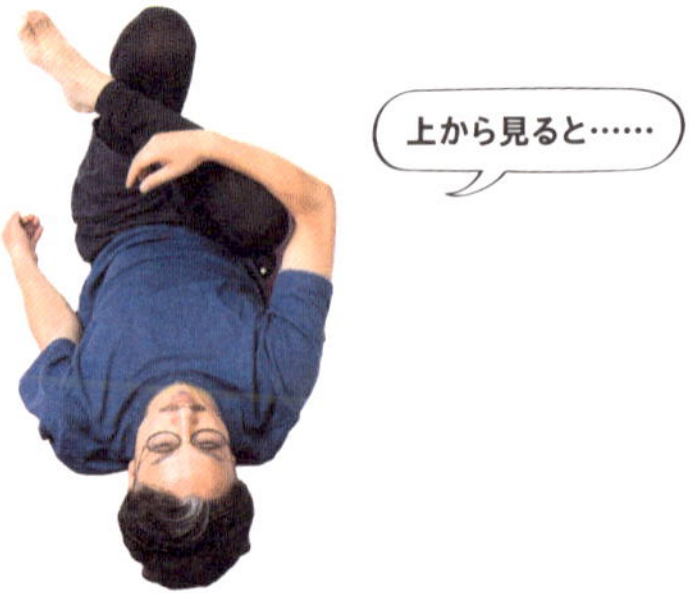

①寝転んでひざにひじをかける

寝転んで骨盤が低い方の足（写真では右足）を胸に引き寄せて、反対の足のふとももにかけます。胸に引き寄せたひざと同じ方の腕をひっかけます。

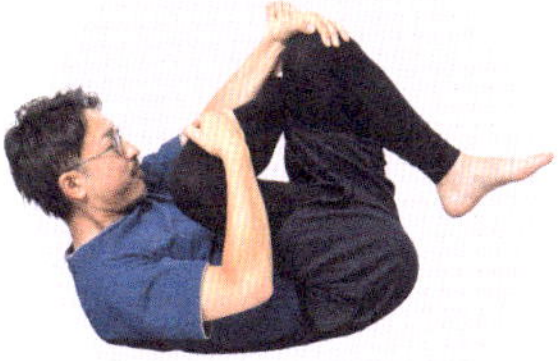

身体が硬い人は……

身体に近い方のひざをひじの内側で抱え込めない場合は、手でひざを引き寄せるところからはじめましょう。

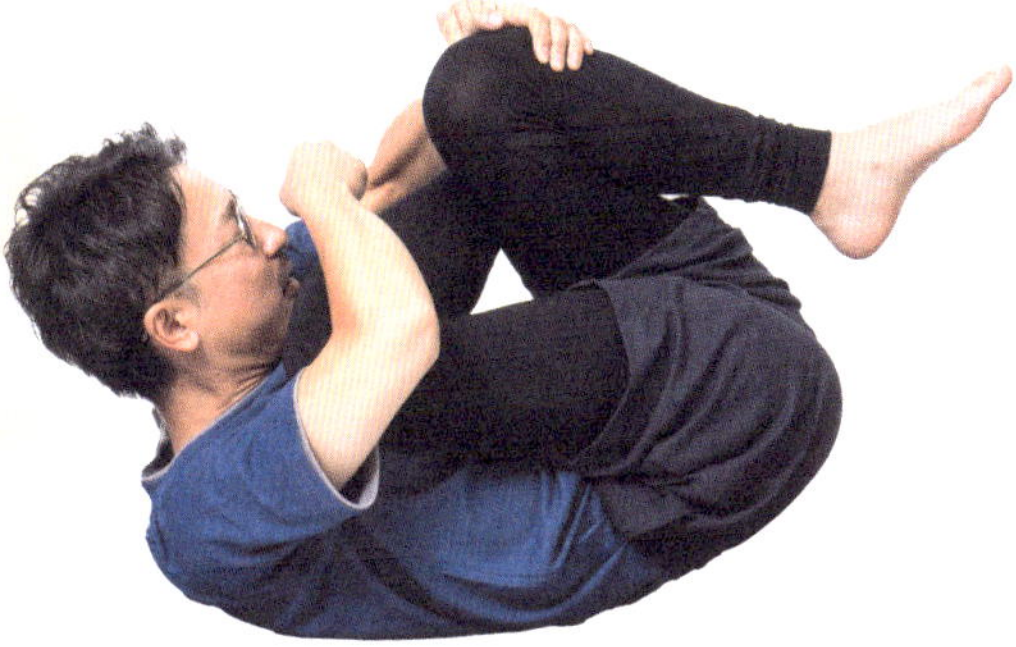

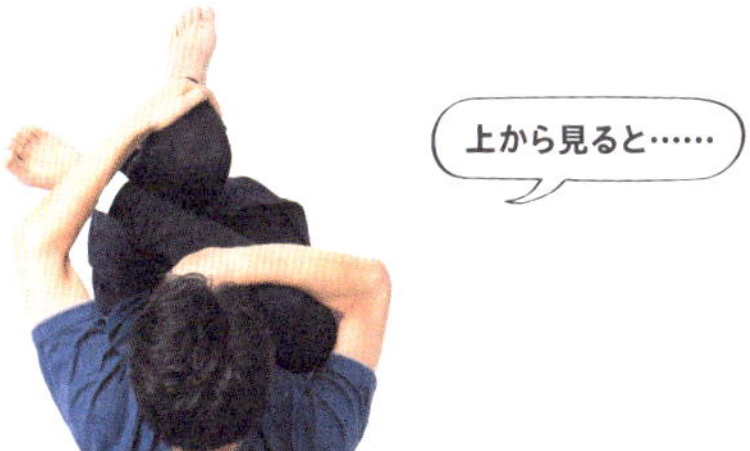

②お腹に引き寄せる

下側の足のひざを同じ側の手で支え、両足を引き寄せるようにストレッチします。頭はおへそを見るようにして身体を丸めて、おしりの伸びを感じましょう。骨盤が歪んでおしりが硬くなっている人におすすめの運動です。

10分寝るだけ! 全身矯正法

肩にできるだけ近い位置に枕を下げて、4秒息を吸う→8秒息を吐くの呼吸をゆったり繰り返す

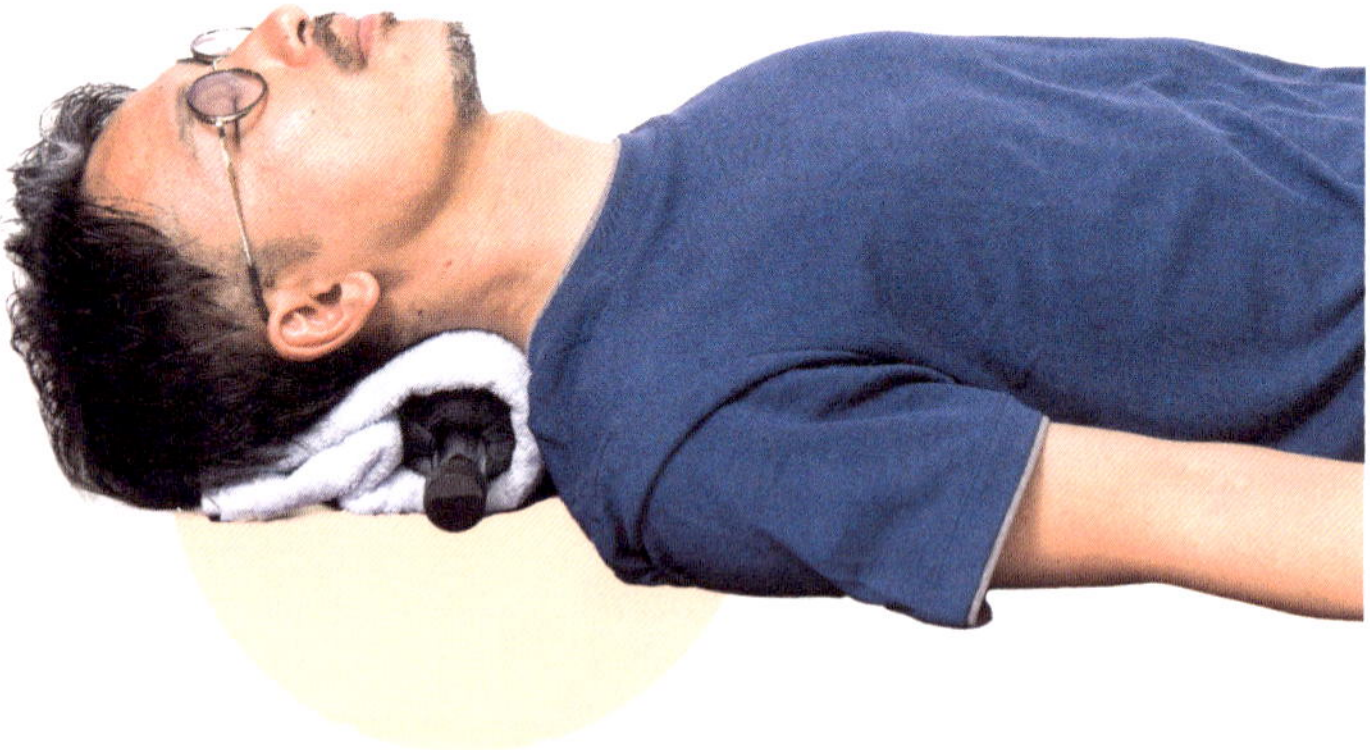

首の後ろにサプリ容器を置いて寝る

ビンなどにタオルを巻いて、首の後ろに置き、枕にして寝転びます。息は4秒吸って、8秒吐くを意識して、呼吸を続けます。10分以上やると腰に痛みが出る可能性があるため、このまま寝てしまわないようにタイマーをセットしましょう。

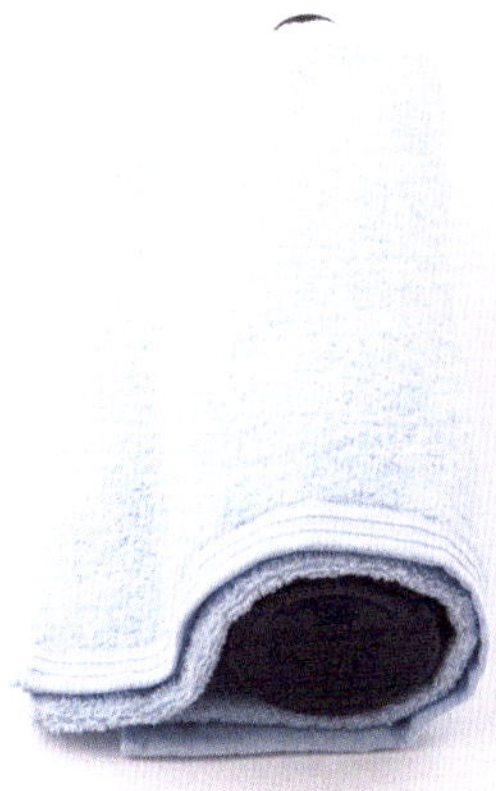

タオルを巻いて10cm 前後の直径になるように枕を調整してください。また、スプレー缶などにタオルをキツく2枚巻きつけるなどしても代用が可能です。

巻き肩矯正エクササイズ

巻き肩がひどい方の腕から5回→反対の腕を5回→巻き肩がひどい方の腕を5回（計15回）

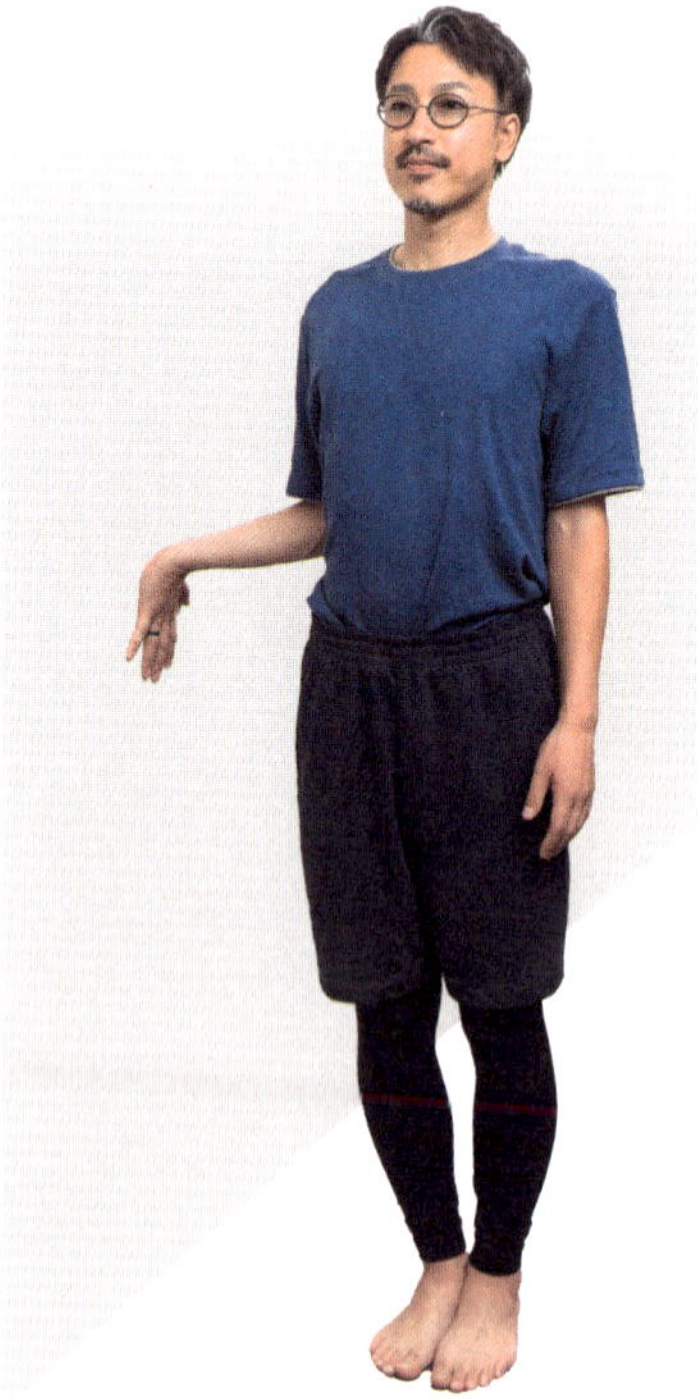

①壁に手のひらをつける

壁の横に立ちます。このときに、手首からひじまでの長さ分、壁から離れておきましょう。次に手首とひじをそれぞれ90度に曲げ、指先が下になるように壁に手のひらをつけます。

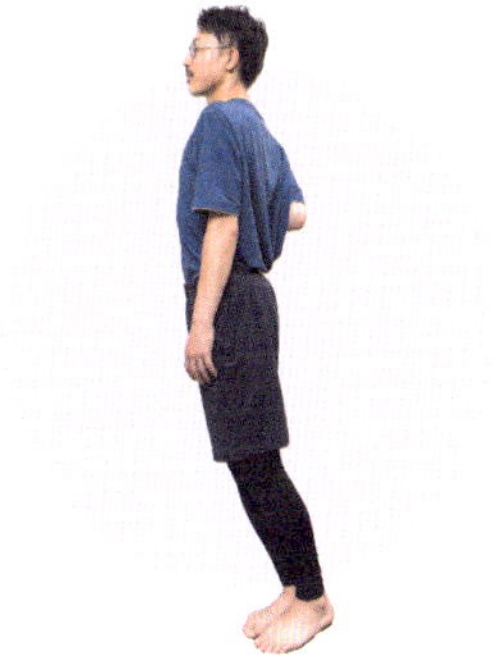

こうなるとNG!

左右どちらかの肩が前に出ないように注意してください。鏡を見たり、スマホで撮影したりして、フォームを確認しながら行うのがおすすめです。

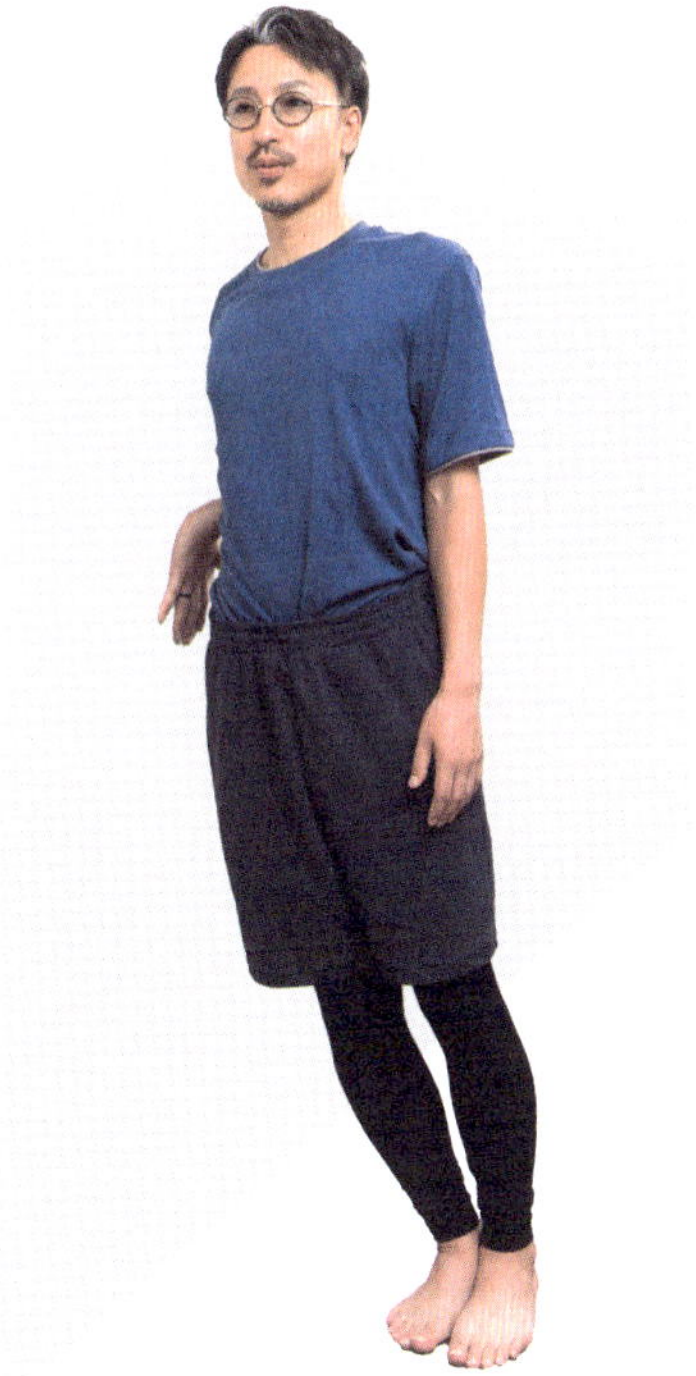

②身体を壁に近づける

身体が前後に倒れないように注意しながら、壁につけた手に体重をかけます。5秒かけて息を吐きながらひじを曲げ、壁に近づけます。5秒かけて息を吸いながら、元の姿勢に戻ります。

そのほかのおすすめエクササイズ

YouTubeでは、動画でほかにも骨格矯正エクササイズをご紹介しています。この中から、目的に合わせてエクササイズを行ってください。

骨盤矯正エクササイズ

顎ずらし小顔矯正エクササイズ

身体の左右バランス矯正エクササイズ

反り腰矯正エクササイズ

第7章

髪が太くなる新習慣

薄毛をケアするために必ず身につけたい新習慣を網羅しました。日常生活に、ぜひ取り入れてください。

38

日常生活で気をつけたいやりがちな姿勢

冨田先生が考案した骨格矯正エクササイズ『RE:SET®』（詳細は158ページ）を毎日少しずつ行うことで、身体の歪みを整えることができます。ただし、これまでの生活のクセが歪みを新たにつくり続けてしまう可能性があるため、気をつけていただかなければなりません。

たとえば、**かばんを右肩、右手ばかりで持ってしまうというようなクセはありませんか？** 無意識のうちに、荷物をすべて右側で持っていたということに気づいたら、いまから3か月間、左側で持つように心がけましょう。

なぜ3か月なのかというと、筋肉の細胞も3か月ほどで入れ替わるためです。エクササイズと日常の生活習慣を少し変えることで、左右のバランスがより早く整ってきます。バランスが整っていたら、負担が偏らないように左右交互に持つように心がけましょう。

足を組むクセもやめましょう。 そもそも、骨盤に歪みがあるから、足を組みたくなるのだと思われますが、さらに歪みを強めてしまうのでNGです。

また、肩が内に巻いて、**猫背になることも避けなければなりません。**背が高い人や胸が大きくてコンプレックスを抱えている人は、なんとか小さく見せようと、猫背になっている方が多いです。

人間が何かの作業をするときには、手を前にもってきてうつむき加減で行うことが多いです。食器を洗うとき、ごはんをつくるとき、PC作業をするときなど、どうしても肩が内側に巻いてしまいがちです。

同じ作業が続く場合は、**30分から1時間に一度は、肩を回して、胸を開いて斜め上につき出すような運動**をするようにしましょう。

PCがノートパソコンの場合は、PC画面の高さや角度を変えられるスタンドを活用して、できるだけ身体への負担を減らすようにしてください。

39

薄毛改善を加速する栄養素マグネシウム

第5章でもマグネシウムの重要性についてはお話ししました。やはり、**髪のためには摂取を習慣化してほしい成分**です。

令和元年の国民健康・栄養調査における、マグネシウムの1日の摂取量の平均は247・1㎎でした。推奨量は30代男性で370㎎、30代女性で290㎎ですので、やはり意識して摂らなくてはいけません。

マグネシウムがどんな食品に含まれるかというと、納豆、あおさ、煮干し、わかめ、あさり（生）、はまぐり（生）のほか、キンメダイなどにも含まれています。

食事で摂るのがいちばんだとは思いますが、効率良く摂取できない場合には、市販品（NICHIGAの塩化マグネシウム フレーク状）などを利用するのも良いでしょう。苦みがありますが、慣れるとお水や炭酸水に入れて飲めるようになります。

また、マグネシウムをお風呂に入れると、経皮吸収も狙えるので、筋肉も柔らかくなり血液の循環も促されるため身体もあたたまりやすいです。毎日少しずつ、無理なく続けてもらいやすいと思います。

マグネシウムが不足すると、脳にも影響があると言われています。マグネシウムは脳の健康に重要な役割を果たしていて、血流の改善、血管の拡張や血圧の調整を助けることで、脳への酸素供給を促進します。脳梗塞のリスクを低減してくれることもわかっています。

また、抗炎症作用や抗酸化作用により、脳細胞を保護し、神経機能をサポートします。低マグネシウム血症の症状には、吐き気、嘔吐、眠気、脱力、人格の変化、筋肉のけいれん、などがあります。

私のサロンにお越しくださる方は、自律神経が乱れていることが多いので、マグネシウムを摂ることをおすすめしています。

40

髪の成長を促進するゼラチンの効果

いま、薄毛改善でゼラチンが注目されていることをご存じでしょうか。特に頭皮が硬い方や、ニオイが気になるという方は試してみる価値がありそうです。では、どのように日常生活に取り入れれば良いのでしょうか。

ゼラチンは、髪・爪・肌のためのタンパク質を補えるだけではなく、**血流と血の量を増やす働きがある**とも言われています。血流が良くても、血の量が十分でないと、そもそも血流を増やしにくいですよね。たとえて言うならば、水が少ない川の流れを良くするよりも、まずは川の水量を増やさないといけないという感覚です。

ゼラチンは血の量を増やしつつ、血流を良くしてくれる効果があるため、その結果、髪の成長に有効と言えます。

髪の80％はケラチンというタンパク質で構成されています。複数の研究でゼラチンが髪の毛の成長を50％増加させたと報告されているという例もあります。つまり、髪が太くなり、本数も増えたということです。

ゼラチンの主成分はコラーゲンです。肌のハリとうるおいを守ることで有名ですが、頭皮のうるおいも保ってくれるため、弾力のあるしなやかな髪が育まれる頭皮環境づくりが叶います。

頭皮環境が良いと、血流も改善し、酸素や栄養が毛根にしっかりと供給されます。硬くなった頭皮も、コラーゲンで内側からケアし、外からのアプローチと併せることで、育毛が加速します。

具体的には、**1日に10g程度のゼラチンを摂ることをおすすめ**します。スープやみそ汁に入れて飲むことで、手軽にゼラチンを摂取できます。スーパーの製菓コーナーなどで販売されており、手に入りやすい食材です。簡単に取り入れることができるので、ぜひ試してみてください。

41

天然塩から摂る ミネラルが効く

薄毛のことだけに限らず、身体全体の健康のためには、やはりミネラルをバランス良く摂取する必要があります。では、何からミネラルを摂るべきかというと、やはり**「海水塩」**です。体液や羊水などと海水のミネラルバランスが似ているため、海水からの塩分が最適だと考えています。

食塩=加工塩を使わないことはもちろんですが、ナトリウムの割合が大きい岩塩も使わないでください。海水の天然塩がおすすめです。

私がよく使っているのは、宮古島の「雪塩」です。汲み上げた地下海水には琉球石灰岩の成分が豊富で、通常は取り除くニガリ分までも凝縮している塩です。また、ミネラルの含有量が多いため宮城島の「ぬちまーす」もお客様におすすめしています。

ミネラルバランスが崩れると、消化や吸収、代謝など身体の機能が正常に働かず、毛根まで酸素と栄養が行き渡らないため健やかな髪は望めません。ミネラル不足が深刻だと体調不良にもつながるので注意が必要です。

42

グルテン、砂糖、乳製品、植物性の油はNG

グルテンフリーとは、グルテンを含む小麦などを食べない食生活スタイルです。実践されている人も多く、現在は一般的なスーパーに行っても「グルテンフリー」の表示を当たり前のように見かけるようになりました。

私はグルテン、砂糖、乳製品に加えて、植物性の油も極力摂らないようにしており、お客様にも実践してもらっています。

小麦を避けるのは主に、腸内環境を改善するためです。ちなみに義理の母が、この4つを摂らなくなったら、ものすごくスリムになりました。

腸壁《ちょうへき》にグルテンのベタベタがこびりついて詰まっていると、栄養バランスを考えて食事をしても、栄養を吸収できないだけではなく、傷ついた腸壁から異物や細菌類、老廃物などの、要は毒素が取り込まれてしまうようになるのです。

特に、髪や爪への栄養はほかの器官に比べて後回しになってしまいます。そのため、後回しになるとしても、しっかりと栄養が髪に届けられるように、**腸内環境を悪化させる食べ物は避ける**のがベストです。

髪のためと言いましたが、結局、髪だけ増えても、もしも寝たきりになったりしたら意味がないことですよね。身体全体の健康を考えて、食生活に気をつけていただきたいと考えています。

サロンに通ってくださるお客様の髪が、ケア方法を変えていないのに、ある日突然、パサパサになったことがありました。私は嫌な予感がしたので、精密検査を受けるように勧めました。その結果、がんが発覚したのです。そのときにやはり、**身体全体と髪と頭皮はつながっている**ということを再認識しました。

まずは3か月だけでも、グルテンと砂糖、乳製品と植物性油を摂るのをやめてみてください。必ず、身体の変化を実感できると思います。

43

身体のスイッチをオンにするには朝の目覚めが鍵

朝目覚めてからの行動、これも意識してみましょう。寝ているときは、スイッチがオフの状態です。目覚めることでスイッチがオンになります。当たり前と思うかもしれませんが、実はこれが重要。起きるときにはっきりと「いまスイッチを入れたよ」と身体と脳にしっかりと伝えておけば、その日の夜、**眠るときにスイッチがオフになりやすい**のです。だから、ぐっすりと休むことができます。身体にとっては、必要なことなのです。

では、どんな風にスイッチをオンにすれば良いのでしょうか。いちばんにやってもらいたいことが「手足を冷たくすること」です。朝起きたら、手足に冷水をかけてください。

眠くなるとき手足があたたかくなるのは、寝るときに体内から放熱して、深部体温を下げることで入眠しているからです。

だから、朝はその逆をする。**目覚めるときに手足を冷やしてあげると、体内に熱を取り込んで活動する準備が整う**のです。

手足を冷やしたら、その次に、**日光を浴びましょう**。外に出なくても、カーテンを開けて数分、光を浴びるだけでも効果があります。日焼けが気になるようでしたら、手だけでも日に当たれば良いので、試してみてください。

また、起きてすぐに、そのままスマホを触ってダラダラしてしまう人が多いようです。寝る前のスマホは良くないと言われますが、朝起きてすぐ、スマホを見ることもやめてみましょう。

朝日を浴びることで、睡眠ホルモンの〝メラトニン〟の分泌がストップし、身体のリズムが整います。同時に幸せホルモンの〝セロトニン〟が分泌されるため、心が落ち着き、一日を気分良くスタートすることができます。

朝目覚めてすぐに行うのは面倒だと思うかもしれませんが、朝がその日をいい一日にするかどうかを決める瞬間なのです。

44

整った身体で軽く運動するだけでOK

普段あまり運動をしていない方に、いきなり「思いっきり運動をしてくださ い」とは言いません。身体が壊れてしまう可能性もあるので、それでは本末転倒です。

基本的には、骨格矯正のエクササイズをしていただき、毎日30分程度のウォーキングができていれば合格点だと思っています。できれば、朝いちばんにお散歩できると朝日も浴びられるので、なお良しです。

運動をする前に気をつけていただきたいのが、**左右の身体のバランスが整っているかどうか**です。左右差がある状態で運動をしてしまうと、逆効果になる恐れがあります。実際に歪みがあった人が運動をして、ひざを痛めたという話をよく聞きます。

普段運動をしている方でも、筋肉が硬くなって身体のバランスが崩れて歪みがあったりします。過去に、ヨガのインストラクターの方が、頭皮がとても硬いとサロンに来店されました。ずっと前から腰痛もあるとのことで、施術させてもらいました。

さすがにヨガの先生なので、前屈したら床にベターッと手がつきます。それでもやはり、頭皮は硬くなったままなのです。

そこでほんの5分ほど、骨格矯正をさせてもらったところ、縮んでしまっていた軟骨や骨の位置が元の場所に戻ったようです。なんと身長が3cmほど高くなりました。そして、頭皮は無事に柔らかくなり、腰痛も忘れてお帰りになりました。

このことから、日常的に運動をしていて身体に十分な柔軟性があっても、歪みがあると腰痛などの痛みが出ることがわかりました。

身体を専門にするヨガインストラクターでさえ歪みがあるのですから、運動をあまりしないならば、当然身体が歪んでしまうでしょう。だからといって、「歪んでいていい」というわけではありません。歪みは確実に身体に悪影響を与えます。だから、是正していかなくてはいけません。

歪みを整えて、軽い運動をする。それがいちばん身体にいい方法です。

45

熱いお風呂が薄毛に効果あり

私の理想は43度のお湯に10分入って、上がったら冷水を1分間全身に浴びるという入り方です。冷水は急に全身に浴びると身体がびっくりしてしまいますので、手足から徐々にかけてください（心臓の悪い方は特に注意してください）。慣れない場合は、43度で3分入り、外に出て1分間冷水シャワーを全身にかけてクールダウンします。そしてまた3分湯船に浸かるというのを2～3回繰り返しましょう。入浴後の適度な水分補給は、忘れずに行いましょう。

熱いお湯に浸かるメリットとしては、**血行促進のほかに、免疫力UP、リラックス効果、脂肪燃焼効果**があります。風邪症状がある場合には、蒸気により、咳や鼻水が止まるなどの効果も期待できます。

血行が良くなることで、毛髪への酸素や栄養の供給が増え、老廃物の排出を促します。健やかな髪のためには、ぬるめのお湯よりも、43度という高めの温度の入浴が効果的です。

普段ぬるいお湯でお風呂に入っている人が、急に43度で入るとヤケドの恐れもあるので注意が必要です。少しずつ温度を上げて、43度を目指してください。

薄毛にお悩みの方は低体温の方や手足が冷たい方が多いのですが、体温が低いのが良くないということは常識になってきました。50年前に比べて約1度も体温が下がったと言われる日本人。体温が1度下がると免疫力が30％低下するとも言われており、がんによる死亡数が約3倍になっているのも納得です。意識して岩盤浴などに通っていても、なかなか体温が上がらなかったのにお風呂の入り方を変えただけで改善された方もいらっしゃいます。

また、低体温は筋肉量にも関係しています。全身の筋肉の70％は下半身についているため、紹介したスクワットやつま先立ちなども合わせて行いましょう。

コラム

YouTubeを始めたら、全国各地の方とつながれた

YouTubeで薄毛改善についての発信を本格的に始めたのが1年前くらいのことです。それまでは、Instagram やTikTok などでショート動画を配信していました。YouTubeを始めてから、遠方にお住まいの方がサロンに来てくださることが増えたのです。福岡県や鹿児島県、島根県、三重県など、全国津々浦々！　YouTubeをやってよかったと心から思います。

薄毛は深いお悩みなだけにみなさん相談しにくいのかもしれませんが、私が話している動画を見て安心して来てくださったようです。

撮影はスマホで、編集はPCで作業していて、朝5時に起きてすぐの時間や仕事終わりにお店で行っています。作業に時間がかかることはあるのですが、**全国の悩んでいる方の救い**になるために、これからも発信を続けていきます。2024 年 11 月からはオンラインサポートも開始しました。ひとりでも多くの方のお悩みを解決したいです！

おわりに

私が本を出版するまでに、たくさんの奇跡がありました。

2014年3月1日に妻と2人で代官山に小規模なプライベートヘアサロン「creek」をオープンしました。ところが、オープン2か月目から13か月連続赤字で、あっという間に破産寸前。そんな私たちが赤字を抜け出したきっかけがヘアリセッターでした。

ヘアリセッターでつむじ割れに専門特化したことで薄毛に悩むお客様が増え、まるで導かれるようにして薄毛改善の道に進んだのです。

2016年、まだオープン時の借金がある中で、さらに1000万円借金を重ね、最初のオリジナルシャンプーの開発がスタート。すべての時間とお金を注ぎ込み、何度も試作と検証を重ね、自信を持っておすすめできる商品が完成しました。

2021年からは、日本一予約の取れない美容整体トータルバランスクリエイターズの冨田先生から骨格矯正『RE:SET®』を学びました。頭皮ケアだけでも結果は出せていたのですが、身体からもアプローチすることで改善を早めることができました。

数々の偶然や出会い、奇跡を経て、結果が出せるようになってからも、どうやったら1日でも早く結果を出せるのか、私は研究を続けています。

本書では、長年の経験と研究をもとに、髪と身体の健康を取り戻すための具体的なステップを余すことなく書き出しました。

次は、あなたが実践する番です。まずは、私が開発したオリジナル商品をぜひ使ってみてください。効果的なケアの方法を学びたい方は、無料のセミナーを行っているので参考にしていただけたらと思います。

新しい一歩を踏み出すためのサポートは、すべてここに揃っています。本書が、あなたのお悩みが少しでも早く解消されるきっかけになりますように。

2025年1月　小川晋二郎

・商品の購入先一覧

HOTMAN（P141）
https://www.hotman-onlineshop.com/

LOUVREDO（P145）

・TreaT（P 32・P127・P135・P151）購入サイト

最初にパスワード「treat0301」を入れてください。また、在庫切れの場合はお待ちいただく可能性がございます。

・ナチュラル育毛認定サロン一覧

・本書に登場した商品の使い方動画

・RE：SET® 認定技術者一覧

参考資料：PowerPoint プレゼンテーション (hotpepper.jp)
P39 薄毛への意識 (リクルート2021年薄毛調査報告書)

【調査概要】
調査方法：インターネット調査
調査時期：<スクリーニング>2021年7月8日（木）～7月10日（土）
<本調査>2021年7月21日（水）～7月27日（火）
調査対象：全国20～69歳男女 <スクリーニング> 50,000人<本調査>2,063人
※スクリーニング対象者のうち、現在薄毛である、かつ薄毛を気にしている人
（集計人数 n については、ウエイトバック後の数値）
詳細データ：https://hba.beauty.hotpepper.jp/search/trade/hair/32521/

本書に掲載されている情報は2025年2月現在のものです。
商品の価格や仕様は変更になることがあります。

スタッフクレジット

デザイン
鈴木大輔・江﨑輝海・仲條世菜（ソウルデザイン）

撮影
日向正樹（ツカダ）

構成
上紙夏花

編集
マーベリック（大川朋子・奥山典幸・大畑夏穂）、海老沼邦明

DTP
三協美術

校正
文字工房燦光

協力
ホットマン
トランプ
（掲載順）

小川晋二郎

（おがわ・しんじろう）

ナチュラル育毛サロン『代官山 creek』代表

山野美容専門学校を卒業。恵比寿や中目黒の個人店で9年修業したのち、結婚と同時に独立。ヘアリセッタースーパーバイザーのディプロマ取得後の2016年からは「女性の薄毛に4か月でコミット」を掲げ、薄毛改善を研究しはじめた。約8年間でのべ1100事例以上の改善に成功。「病院と提携せず副作用のない安心安全なアプローチ」ナチュラル育毛メソッドを提唱している。

抜け毛＆薄毛を改善
増える髪トレ

2025 年 3 月 26 日　初版　第1刷発行

著　者　　小川晋二郎
発行所　　株式会社 游藝舎
〒150-0001
東京都渋谷区神宮前二丁目 28-4
電話 03-6721-1714　FAX 03-4496-6061
印刷・製本　中央精版印刷株式会社

ISBN978-4-911362-06-8　C0077